Hilf Dir selbst!

Husten, Schnupfen, Heiserkeit

Dr. med. Ulf Böhmig

Husten, Schnupfen, Heiserkeit

Vorbeugen und Heilen
mit Heilkräutern,
Akupressur, Massagen
und vielem mehr

Mit Sonderkapitel
Pollenallergie

Seehamer Verlag

Emmerich Höber gewidmet

Erläuterung der im Buch verwendeten Symbole:
✾ = Tips und besondere Hinweise
✥ = Warnhinweise

Genehmigte Lizenzausgabe 1998
für Seehamer Verlag GmbH, Weyarn
© Copyright by Verag Orac im Verlag Kremayr & Scheriau, Wien
Alle Rechte vorbehalten
Gestaltung: Impressum GmbH, Dachau
Illustrationen: Kurt Paul
Umschlaggestaltung: Bine Cordes, Weyarn
Umschlagabbildung: Bildagentur Mauritius, Mittenwald
Printed in Austria
ISBN 3-932131-71-1

Inhaltsverzeichnis

Zu diesem Buch

Dieses Buch beschäftigt sich mit den naturnahen Anwendungen gegen Grippe und Erkältungskrankheiten und – in einem besonderen Kapitel – mit der Pollenallergie. Im Aufbau gliedert es sich in vier Teile.

Im ersten Teil sind die Möglichkeiten aufgezeigt, die sich aus der Bearbeitung von Punkten und Flächen ergeben. Es gibt **Akupressurpunkte** mit erstaunlich prompter Wirkung gegen lästige Symptome von Erkältungskrankheiten. Man kann Schnupfen, Husten und Heiserkeit oft recht gut wegmassieren. Um einen echten Heilprozeß aber handelt es sich nicht – das weiß der Leser. Die Punkte schaffen Luft für den Augenblick, mehr wollen wir von ihnen nicht erwarten. Flächen im Sinne der **Reflexzonen** und **Wasseranwendungen** greifen schon tiefer in das Geschehen ein. Ihre große Stärke liegt im vorbeugenden beziehungsweise die Widerstandskraft aufbereitenden Effekt. Das wird eingehend erläutert.

Ein eigener Abschnitt ist in diesem Teil der **Sauna** gewidmet. Unter Berücksichtigung neuer Forschungsergebnisse erhält man ein recht exaktes Bild davon, was eine Sauna für unsere Gesundheit zu leisten imstande ist und was nicht: Welche Belastungen in der Sauna auftreten, welche Gegenanzeigen vorhanden sind und wie man aus ihr den bestmöglichen Nutzen holt. Das Gesamturteil ist positiv. Auf die Notwendigkeit der vorsorglichen Untersuchung auf Saunatauglich-keit des Sauna-ungeübten reiferen Lesers wird eigens hingewiesen.

Im zweiten Teil werden dann Fragen der sinnvollen **Ernährung** behandelt. Hauptthema: Hebung der Widerstandskraft gegen Infekte durch richtige Nahrungsauswahl. An Hand der für die Widerstandskraft wichtigen Nährstoffe wird demonstriert, daß jede einseitige Ernährungsvorstellung die Gefahr der Abwehrschwächung provoziert. Ernährung auf breitester Basis unter Einschluß aller Nahrungsmittelgruppen dagegen ist der sicherste Garant für optimale Widerstandsleistung.

Der dritte Teil umfaßt das große Gebiet der **Heilpflanzen** und ihrer Zubereitungsformen. Auch hier wird zunächst die Aufbereitung der Widerstandskraft mittels Pflanzen eingehend besprochen. Es wird auf die besondere Stellung der flavonoidhaltigen Pflanzen aufmerksam gemacht. Ein eigenes Teilkapitel beschäftigt sich mit dem Pflanzen-Bienen-Produkt Propolis. Ausführlich werden die Heilpflanzen für Lunge und Bronchien dargelegt. Eine grundsätzliche Einteilung nach ihrem jeweiligen Leistungstyp soll dem Leser die Auswahl der Pflanzen erleichtern, indem die Anwendungsprinzipien auf ein einfaches System reduziert werden. Eine Zusammenfassung der empfehlenswerten pflanzlichen Gurgel-, Mundspül- und Nasenspülmittel schließt diesen Teil ab.

Der letzte Teil beschäftigt sich mit der **Pollenallergie**. Heuschnupfen und allergisches Asthma werden grundsätzlich erklärt. Es werden die therapeutischen Möglichkeiten beschrieben – jene der akademischen Medizin ebenso wie die einfachen naturnahen Methoden. Es wird darauf aufmerksam gemacht, daß die Methode der Desensibilisierung eine naturnahe Methode par excellence ist, daß man aber bei diesen Erkrankungen in vielen Fällen ohne Chemie nicht auskommt. An Hand der Medikamente wird aufgezeigt, wie nahe oft synthetischchemische und naturgewachsene Mittel beieinander liegen. Und daß ein „chemisches" Mittel häufig nichts anderes ist als ein auf bessere Wirkung bei zugleich geringerer Nebenwirkung zugefeiltes Naturprodukt.

Punkte, Flächen, Wasser, Hitze und Kälte

Vorbeugung und Behandlung von Erkältungskrankheiten

Es gibt verschiedene Punkte und Flächen auf der Haut unseres Körpers, mit deren Hilfe man Erkältungskrankheiten ganz allgemein vorbeugen oder auch bestimmte Symptome (wie Nasenrinnen, Heiserkeit, Hüsteln usw.) dämpfen kann, wenn die Erkältungskrankheit bereits ausgebrochen ist.

Im allgemeinen gilt: Je abgegrenzter das Symptom, desto kleiner und exakter lokalisiert ist der Punkt. Es kann auch vorkommen, daß zwei Punkte, die in verschiedener Richtung wirken, sehr knapp nebeneinander liegen. So befindet sich ein Punkt gegen die verstopfte Nase an der Kleinfingerkante außen über dem Fingergrundgelenk. Nur wenige Millimeter dahinter ist ein Punkt gegen Juckreiz.

Solche Punkte, die einen Durchmesser von etwa 1 Millimeter haben, gehören in das System der Akupunktur. Mit Akupunkturnadeln kann man die erwähnten beiden Punkte auch ohne weiteres getrennt stechen. Bei der Akupressur, die man mit der Fingerkuppe durchführt, wird man meist beide Punkte bei einer Pressung gemeinsam erfassen. Der Erfolg ist dann nicht so ausgeprägt wie bei einer exakt durchgeführten Akupunktur, meist aber zufriedenstellend. Zumindest „für den Hausgebrauch", für den die Akupressur in ihrer einfachen Form ja gedacht ist.

Größere Flächen, wie die Reflexzonen am Rücken und am Fuß oder auch Teilkörperwasseranwendungen, haben bereits eine breitere Wirkung; weniger auf ein vordergründiges System wie Husten, sondern mehr auf das ganze Organ „Lunge-Bronchien", welches hinter dem Husten steckt. Reflexzonenbehandlung und Teilkörpergüsse wirken meist nicht so stark auf das einzelne Symptom, der Ausheilprozeß jedoch wird durch sie besser angeregt, besonders wenn man sie kurmäßig benutzt.

Die ganz großen Flächen wieder bieten den besten Angriff für die allgemeine Vorbeugung gegen Erkältungskrankheiten. Dazu gehören die Ganzkörper-Trockenbürstungen, das Bürstenbad, die Kneippsche Ganzwaschung, Ganzkörperüberwärmungsbäder, die „Ganzkörperschwitzung" in der Sauna sowie gezielte Luft- und Sonnenbäder. Von ihnen sollte man nicht nur bei Bedarf Gebrauch machen. Sie sollten integrierter Bestandteil unseres täglichen Lebens sein. Der Bedarf – die Erkrankung – entsteht dann erst gar nicht oder aber nur selten. Die Abhärtung, die man durch die konsequente Nutzung der großen Flächen am Körper erreicht, ist für alle Atemwegsgeschehen von großer Bedeutung. Es kommt zur besseren Anpassung an Kältereize; die körpergerechte Temperaturregulation wird trainiert, die Schwankungen der äußeren Lebensbedingungen werden viel besser austariert, und zwar ohne übermäßige Belastung

von Kreislauf; Vegetativum und Zellar-
beit. Abhärtung ist Übung der Selbstre-
gulation – dazu gehört auch die Widerstandskraft gegen Infekte.

So sagt es Kneipp: „Den Abgehär-
teten greift nichts an, den Verweichlich-
ten bringt jedes Blatt Papier in Aufre-
gung." Statt „Blatt Papier" könnten wir
heute das Wort „Virus" einfügen.

Wenn man einmal die erste Trägheit
überwunden hat, dann kann die Durchführung einer täglichen oder – je nach
Art – wöchentlichen Ganzkörperanwendung eine Freude bereiten, die man bald
nicht mehr missen möchte. Auf jeden
Fall soll sie dem Leser besonders empfohlen werden, denn Vorbeugen ist nach
wie vor besser als Heilen.

In der Folge sind die verschiedenen
Techniken einzeln beschrieben. In der
Reihenfolge Punkte – Flächen – Wasser-
anwendungen – Sauna.

Punkte und Flächen

Heiserkeit und Halsschmerzen

Hier empfehlen sich zwei Punkte, die
sich an den Nagelfalzwinkeln des Daumens befinden. Am inneren Nagelfalzwinkel (an der Zeigefingerseite) liegt
der „Alte Händler"; so nennt man den
Punkt. Er ist der meist stärker wirksame.
Am äußeren Nagelfalzwinkel ist es der
11. und letzte Punkt des Lungenmeri-
dians mit dem Namen „Geringer Handel". Bei Heiserkeit, Halsschmerzen, bei
Schluckbeschwerden und auch „Räus-
perhusten" massiert man die Punkte an

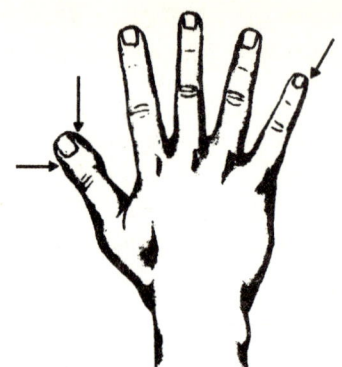

An beiden Nagelfalzwinkeln des Daumens befinden sich die Akupressurpunkte gegen Heiserkeit,
Halsschmerzen und Schluckbeschwerden. Nur am
äußeren Nagelfalzwinkel des Kleinfingers befindet
sich der Punkt gegen brennende Augen und Lid-
randentzündung. Bei guter Massage wirken sie
sehr verläßlich.

beiden Daumen mit der Fingerkuppe
oder mit dem eingebogenen Nagel eines
anderen Fingers. Massage-Dauer: circa
1 Minute.

Brennende Augen, Lidrandentzündung

Auch dieser Punkt ist ein Nagelfalz-
punkt. Er befindet sich am äußeren Nagelfalzwinkel des Kleinfingers. Es ist der
1. Punkt des Dünndarmmeridians mit
dem Namen „Geringer Teich". Die Mas-
sagetechnik ist dieselbe wie bei den
Daumenpunkten.

Rinnende Nase

Dieser Punkt befindet sich am Handrük-
ken zwischen den Mittelhandknochen
von Daumen und Zeigefinger. Man mas-

siert am besten gegen den Zeigefinger-Mittelhandknochen, etwa an dessen Mitte. Dort kann der Punkt, wenn man ihn richtig trifft, teuflisch weh tun.

Es ist der 4. Punkt des Dickdarmmeridians mit dem Namen „Talbegegnung". Er ist einer der meistgebrauchten Punkte der Akupunktur und auch als Akupressurpunkt einer der vielfältigsten. Außer gegen rinnende Nase wird er gegen Kopfschmerzen, Zahnschmerzen, Gelenkschmerzen der Arme, gegen Lähmungserscheinungen und auch gegen Nervenschwäche empfohlen. Die Massage erfolgt mit der Fingerkuppe, relativ fest etwa 1 Minute lang.

Verstopfte Nase – Juckreiz

Hier handelt es sich um die zwei Punkte, die einander so eng benachbart sind, daß man sie mit der Fingerkuppe gemeinsam

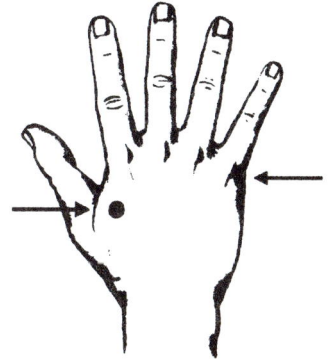

Der Punkt „Talbegegnung" am Handrücken zwischen Daumen und Zeigefinger ist ein Punkt mit breiter Wirkung; sehr verläßlich auch gegen rinnende Nase. Die beiden Punkte an der Außenseite des Kleinfingergrundgelenks wirken gegen die verstopfte Nase bzw. gegen Juckreiz.

erfaßt. Der Punkt gegen die verstopfte Nase befindet sich an der Außenseite des Kleinfingergrundgelenks und trägt den Namen „Wirbelsäulenpunkt"; deshalb, weil er einer der starken Punkte gegen Prellungen und Stauchungen im Wirbelbereich ist. Wirkung auf die Nase hat er zusätzlich. Allerdings – so verläßlich, wie der vorerwähnte Punkt gegen „rinnende Nase" ist er nicht. Es scheint für den Körper leichter zu sein, eine übermäßige Sekretion zu stoppen als eine verdickte Schleimhaut abschwellen zu lassen.

Sein Nachbarpunkt, der gegen Juckreiz wirkt, befindet sich wenige Millimeter dahinter, näher zur Handwurzel. Es ist der 3. Punkt des Dünndarmmeridians mit dem Namen „Hintere Schlucht". Seine den Juckreiz besänftigende Wirkung ist allgemein, nicht nur auf Nase und Augen beschränkt. Auch bei Ganzkörperjucken, Kopfjucken, Jucken auf Grund von Hautausschlägen oder Jucken ohne erkennbare Ursache *(Pruritus)* erfüllt er gute Dienste.

Massage mit der Fingerkuppe, oder aber durch Zwicken der Hautfalte, welche beim Beugen des Kleinfingers an der Handkante entsteht.

Asthmatische Beklemmung, Hustenreiz

Ein Punkt mit dem bezeichnenden Namen „Husten- und Asthmapunkt" befindet sich an der Handfläche, zwischen den Grundgelenken von zweitem und drittem Finger, näher dem zweiten. In diese Richtung wird auch massiert. In

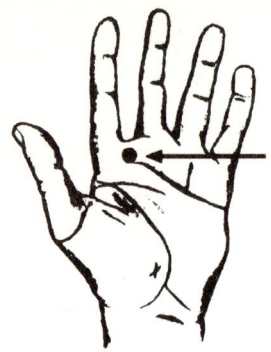

Der Punkt zwischen zweitem und drittem Finger-grundgelenk an der Handfläche wirkt gegen asth-matische Beklemmung und Hustenreiz.

der Nomenklatur führt er die Nr. 16 der Handpunkte. In der europäischen Volks-medizin ist dieser Punkt schon lange be-kannt (siehe Seite 117).

Allgemeine Infektionsanfälligkeit

Hier handelt es sich um eine Fläche, welche allerdings ein von Akupunktur-punkten dicht besiedeltes Gebiet ein-schließt: die Daumen-Zeigefinger-Gabel mit dem dazugehörigen Handrücken. 4 Meridianpunkte, 4 Punkte außerhalb der Meridiane und 3 Handpunkte befinden sich auf dem Areal. Die meisten von ih-nen haben als Hauptanwendung die ent-zündlichen Geschehen im Nasen-Mund-Rachen-Raum. Man akupressiert alle diese Punkte nicht einzeln, sondern bür-stet sie am besten mit Distelöl, welches auf Grund seines hohen Polyensäurege-halts viel Zerfallsenergie liefert. Am be-sten kurmäßig, vor zu erwartenden Grip-pezeiten. Morgens oder auch 2mal täg-

lich. Als Bürste nimmt man eine Hand-bürste mit Nylonborsten. Die Borsten haben die Aufgabe, das aufgetragene Öl zu zerteilen, damit der Luftsauerstoff mit dem Öl möglichst umfassend in Berüh-rung kommt. Man bürstet sanft, denn härteres Vorgehen bringt nichts. **Bürst-dauer:** etwa 1/2 Minute, am besten mor-gens, und eventuell abends vor dem Wa-schen. Überschüssiges Öl kann man dann wegwaschen.

Überempfindlichkeit – Allergie

Zur Behandlung dieser allgemeinen Stö-rung dient eine Fläche, die vom Klein-fingernagel über die Außenkante des Kleinfingers und die Handkante bis zum Handgelenk reicht. Hier befinden sich 5 Meridianpunkte, 1 Neu-Punkt und 2 Handpunkte.*
Die Behandlungstechnik ist dieselbe wie bei der Daumen-Zeigefinger-Gabel. Bei allergischen Erscheinungen leidet man oft unter Juck- bzw. Nießreiz. Der Pfeil auf der Abbildung gibt an, welche Stelle man in diesem Fall zusätzlich (sanft) zwickt oder akupressiert. An-sonsten bürstet man regelmäßig, 1- oder 2mal täglich.

---

* Es gibt 361 Punkte, welche auf 12 paarigen und 2 unpaarigen Meridianen liegen, das sind die Meridianpunkte. 171 Punkte, welche außerhalb der Meridiane liegen = PaM (Punkt außerhalb der Meridiane). Beide Formen waren schon den alten Chinesen bekannt. In jüngerer Zeit hinzu-gekommen sind: 110 neu gefundene Punkte = Neu-Punkte, 110 Ohrpunkte, 32 Handpunkte. Darüber hinaus gibt es eigene Gesichts-, Nasen- und Kopfpunkte. Ohr-, Hand-, Gesichts-, Nasen- und Kopfakupunktur nennt man Sonderformen der Akupunktur.

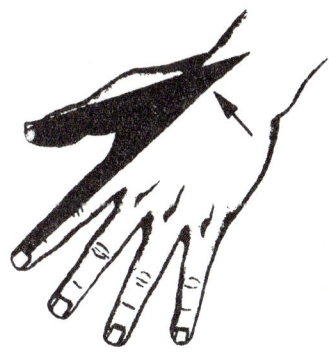

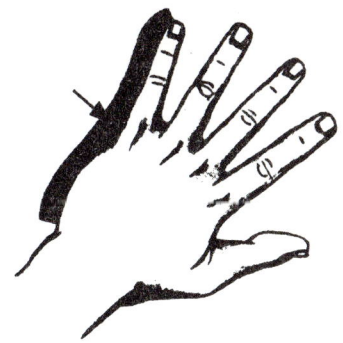

Die Daumen-Zeigefinger-Gabel kann man zur Steigerung der Widerstandskraft gegen Infekte einsetzen. Man zerbürstet in sanften Strichen aufgetragenes Distelöl, bis zur Höhe des Pfeiles.

Die Kleinfinger-Handaußenkante kann man bei allergischer Veranlagung vorbeugend oder bei Bedarf einsetzen. Der Pfeil zeigt die Stelle, welche man gegen momentanen Juck- oder Nießreiz bearbeitet.

Bronchitis – Asthma bronchiale

Man arbeitet am besten über den Rükken, da sich hier sowohl die **Reflexzonen für die Bindegewebsmassage** als auch ein guter Teil der besten auf Lunge und Bronchien wirkenden **Akupressurpunkte** befinden.

Die Reflexzonen befinden sich am Nacken, mit Ausläufern über den Schultergürtel bis an die Schultern selbst. Im Nackenbereich befinden sich Reflexstellen gegen Heiserkeit und Reizhusten. Das Schulterblatt und die Schultern haben eine spannungslösende Wirkung bei Asthma bronchiale. Die senkrecht verlaufende Fläche entlang der Wirbelsäule verbessert das Atemvolumen, und die untere Gabel wirkt krampflösend.

Man kann die Stellen in den Aufbau einer Bindegewebsmassage eingliedern. Allerdings geht diese über die auf der Abbildung gezeichneten Areale hinaus

und schließt auch den vorderen Brustkorb mit ein. Außerdem braucht man dazu eine geschulte Hand. Der ausgebildete Masseur holt mit den Strichführungen nach Elisabeth Dicke Beachtliches heraus – sowohl bei der chronischen *Bronchitis* als auch beim *Asthma bronchiale*.

✳ Der Anfänger, der zu grob oder in der falschen Reihenfolge vorgeht, kann dagegen einen **Asthma-Anfall** sogar auslösen. Für den Hausgebrauch empfiehlt sich daher die sanfte Bürstung mit Distelöl. Da es sich dabei um die Zerfallsenergie des Öls und nicht so sehr um die Massage handelt, ist die Richtung der Bürstung nicht so wichtig (ansonsten arbeitet man von den Gebieten geringerer Verspannung zu jenen höherer Verspannung, das ist beim Erwachsenen fast immer von unten nach oben, bei Kindern aber oft umgekehrt).

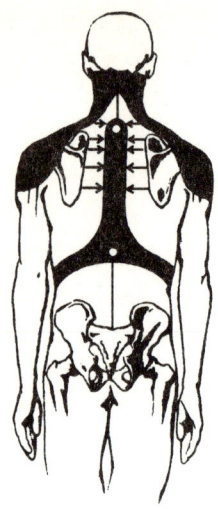

Die Rückenreflexzonen für Lunge und Bronchien sind als dunkle Flächen eingezeichnet, die Akupressurpunkte als Pfeilspitzen.

✂ 1–2mal täglich je 1–2 Minuten lang werden die Areale **mit Distelöl sanft gebürstet.**

Aber auch einige gut wirksame Akupressurpunkte befinden sich am Rücken:

◆ der Neu-Punkt 45 mit dem Namen „Asthmapunkt" und
◆ der Neu-Punkt 46 mit dem Namen „äußerer Asthmapunkt".

Die genaue Lokalisation: Der Neu-Punkt 45 liegt 1 Zentimeter beidseits der Mittellinie in der Höhe zwischen 7. Halswirbeldornfortsatz und 1. Brustwirbeldornfortsatz; der Neu-Punkt 46 etwa 3 Zentimeter außerhalb von Neu-Punkt 45, in gleicher Höhe (oberster Pfeil der Abbildung). Ihren Namen entsprechend, wirken beide gegen Asthma, mehr noch aber gegen die *Tracheitis*, das ist die Luftröhrenentzündung.

◆ Der 12. Punkt des Blasenmeridians mit dem Namen „Windtor". Er ist einer der *Feng*-(= Wind-)Punkte. Er wirkt besonders gegen Bronchitis auf Grund von Erkältung. Die genaue Lokalisation: 3 Zentimeter beidseits der Mittellinie. Höhe: unterhalb des Dornfortsatzes des 2. Brustwirbels (2. Pfeil von oben in der Abbildung).

◆ Der 13. Punkt des Blasenmeridians mit dem Namen „Zustimmungspunkt der Lunge". Er wirkt generell auf Störungen im Bereich von Lunge und Bronchien. Die genaue Lokalisation: 3 Zentimeter beidseits der Mittellinie. Höhe: unterhalb des Dornfortsatzes des 3. Brustwirbels, also eine Wirbelhöhe tiefer als der Punkt „Windtor" (3. Pfeil von oben).

◆ Der 15. Punkt des Blasenmeridians mit dem Namen „Zustimmungspunkt des Herzens". Er wirkt in erster Linie gegen die psychische Beklemmung, wie sie bei Asthma meist mit vorhanden ist. Die genaue Lokalisation: 3 Zentimeter beidseits der Mittellinie. Höhe: unterhalb des Dornfortsatzes des 5. Brustwirbels (4. Pfeil von oben).

◆ Der 17. Punkt des Blasenmeridians mit dem Namen „Zwerchfellpunkt". Ein sehr starker Punkt, der die Atemtiefe oft beträchtlich verbessert. Die genaue Lokalisation: 3 Zentimeter beidseits der Mittellinie. Höhe: unterhalb des Dornfortsatzes des 7. Brustwirbels (unterster Pfeil).

Eine weitere Reflexzone für Lunge und Bronchien befindet sich auf der **Fußsohle**, und zwar am Tritt hinter den vier kleinen Zehen. Sie ist für eine Selbstmassage recht gut geeignet – es ist ja auch jene Stelle der Fußsohle, auf die man beim Auftreten das meiste Gewicht verlagert. Deshalb hat bereits Barfußgehen oder das Wassertreten auf feinem Kiesuntergrund nach Kneipp eine die Atmung vertiefende Wirkung.

Eine weitere Möglichkeit für den Hausgebrauch ist das Rollen mit dem Tennisball. Morgens und abends rollt man im Sitzen mit einem Tennisball die Fläche für Lunge und Bronchien geduldig und ohne zu großen Druck durch. Anschließend die übrige Fußfläche.

Eine Originalmassage der Fußsohle würde sich auch nicht auf das spezielle Areal beschränken, sondern alle Zonen, die zu Lungen und Bronchien in Beziehung stehen, mitbehandeln. Das wären hier Wirbelsäule (besonders Brustwirbelsäule), Nasen-Rachen-Raum, Kehlkopf, Luftröhre. Jetzt erst würde der Masseur die Zone für Lunge und Bronchien bearbeiten; dann Herz, Schilddrüse, Nebenniere und schließlich Sonnengeflecht. Das kann natürlich nur ein ausgebildeter Masseur, dieser holt auch den größten Erfolg heraus. Beim Hausgebrauch führt man die vereinfachte Technik mit dem Tennisball durch: 2mal täglich 5 Minuten lang jede Fußsohle damit massieren. Es gibt auch Spezialgeräte, wie den „Rollo Reflex Massager" und den „Hand Reflex Massager" von Mildred Cater oder die „Massagematte" von Willi Dungl.

Während die Zone für Lunge und Bronchien sich für eine einfache Selbstbehandlung geradezu anbietet, ist die Zone für Nase und Rachen schon schwieriger zugänglich. Sie befindet sich am freien Rand der großen Zehe. Mit der Selbstbehandlung wird der Laie hier wohl erst nach einigem Üben Erfolg haben.

Die Ganzkörperanwendungen zur Steigerung der allgemeinen Widerstandskraft

Die Ganzkörperbürstung

Sie wird meist im Anschluß an eine Waschung durchgeführt. Man kann sie aber auch trocken und ohne Wärmeverlust praktizieren, bei Bettlägrigen etwa unter der Bettdecke.

Verwendet wird eine Badebürste mit Naturborsten. Die Borstenstärke wählt man nach Empfindlichkeit der Haut aus. Auch Massagehandschuhe eignen sich.

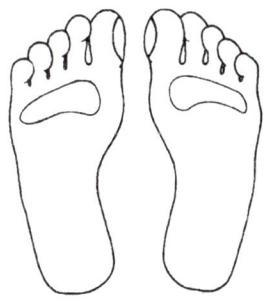

Fußreflexzonen für Lunge und Bronchien (Tritt) und für Nasen-Rachen-Raum (Großzehe).

Man beginnt am rechten Bein von unten nach oben, also in Richtung Herz. Das erste ist die Fußsohle. Man führt lange, zügige Striche durch, welche immer wieder von kurzen, kreisenden unterbrochen werden. Solche Richtungs- und Tempoänderungen beeinflussen Lymph- und Venenabfluß besonders günstig. Anschließend rechter Arm, von Handfläche und Fingern bis zur Schulter. Es folgen linkes Bein und linker Arm. Der Rücken als nächstes wird von den Schultern bis zum Gesäß in langen, einfachen Strichen bearbeitet. Hier ist eine Hilfsperson von Vorteil.

Zum Abschluß werden Bauch und Brust gebürstet. Man beginnt am Bauch mit ovalen Strichen, geht auf die Brust über, wo kreisrunde Striche wirkungsvoller sind. Die Brustwarzen werden ausgespart. Die Flankenpartien, von unten nach oben und zurück (von Beckenraum bis Achsel), beenden die Ganzkörperbürstung.

Eine Variante ist das **Bürstenbad**. Es ist der gleiche Vorgang, nur wird er in einem Halbbad (Sitzbad) bei einer Wassertemperatur von 37 °Celsius durchgeführt. Nachduschen mit kühlem Wasser. In Kurhäusern, wo das Bürstenbad gerne verwendet wird, folgt dann gewöhnlich eine Dunstpackung.

Die Ganzwaschung

Die Ganzwaschung, eine bevorzugte Anwendung von Kneipp, dient nicht der Reinigung des Körpers, sondern der **allgemeinen Abhärtung**. Der Körper wird dabei von oben nach unten mit einem feinen Wasserfilm bedeckt. Nur der Kopf bleibt frei. Die Ganzwaschung soll nur auf einem gut durchwärmten Körper erfolgen, am besten also morgens, wenn die Bettwärme noch vorhanden ist und wenn auch das Bett selbst noch warm genug ist, damit man sich dorthin zum eventuellen Nachdunsten zurückziehen kann.

Die Technik

Ein rauhes, grobes Handtuch wird in kaltes Wasser getaucht. Damit „wäscht" man sich. Ohne Reiben oder Frottieren benetzt man zuerst den rechten Arm, dann den linken, den Hals, die Brust, den Bauch, den Rücken, die Beine und schließlich – nicht zu vergessen – die Fußsohlen. Nach Beendigung der Waschung soll der ganze Körper mit Ausnahme des Kopfes von einem dünnen Wasserfilm bedeckt sein.

✄ Der ganze Vorgang soll **nicht länger als 2 Minuten** dauern. „Jede Waschung, die darüber währt, kann von Übel sein", sagt dazu Kneipp.

Am besten wäre nun, sich wieder in das noch warme Bett zu begeben, um nachzudunsten. Man deckt sich allseits gut zu, nur der Kopf schaut heraus – deshalb wurde er in die Waschung nicht miteinbezogen. Nach etwa 10–15 Minuten ist man trocken. Durch den Verdunstungsvorgang, für den der Körper die Energie liefern muß (560 kleine Kalorien pro Liter Wasser), werden Stauungen beseitigt, das Blut wird von den inneren

Organen abgeleitet, der Stoffwechsel wird belebt, und feine, anregende Reflexe werden ausgelöst, auch die der Fußsohlen, welche man deshalb nicht vergessen sollte.

Nach dem zweiten Aufstehen macht man die übliche Morgentoilette. Wenn die Zeit für das Sich-wieder-in-das-Bett-Legen fehlt, geht man folgendermaßen vor: Ohne sich abzutrocknen, kleidet man sich an. Nun dunstet man in der Kleidung fertig. Kneipp empfiehlt dazu leichte Gymnastik oder aufwärmende leichte Arbeit.

Man sollte die Ganzwaschung wirklich täglich durchführen. Für Dr. Ch. Fey, den Bearbeiter der Schriften Kneipps, sind die Waschungen „das Mittel der Wahl" unter anderem gegen „Grippe, … chronisch-katarrhalische Zustände der Luftröhre und chronische Lungenkatarrhe". Darüber hinaus aber auch eines der einfachsten, aber großen Mittel zur systematischen Abhärtung.

Man kommt mit diesen beiden Ganzkörperanwendungen – Bürstung und Waschung – für den Hausgebrauch gut aus. Dazu regelmäßiger, wohldosierter Sport, Aufenthalt in der frischen Luft, nicht übertriebene Sonnenbestrahlung des bewegten Körpers, Freibäder. Es gibt noch weitere Ganzkörperanwendungen – wie Wickel, Ganzkörpergüsse, Wechselduschen. Selbstverständlich kann man, wenn man die Einrichtungen dazu besitzt, auch von ihnen Gebrauch machen. Wenn man auf sich allein gestellt ist, gibt es bei Wickel und Güssen manchmal technische Schwierigkeiten.

Das Überwärmungsbad

Eine besondere Form der Ganzkörperanwendung ist das Überwärmungsbad. Es wurde von Maria Schlenz, einer Tiroler Laienbehandlerin, eingeführt. Man spricht daher auch vom *Schlenzbad* oder von der *Schlenzkur*. Man nimmt ein Vollbad (nur Mund und Nase dürfen herausschauen) mit einer Temperatur zwischen 39 und 45 °Celsius, bei einer Mindestdauer von 1 Stunde. Die Körpertemperatur soll dabei erhöht werden – der höchste gemessene Wert war 42,9 °Celsius –; dadurch soll es zu einer vegetativen Umschaltung und zu gesteigerter Abwehrreaktion kommen. Durch anschließende Trockenpackungen wird die Temperatur noch längere Zeit gehalten.

Das Überwärmungsbad ist bei richtiger Indikationsstellung sicherlich ein brauchbares Instrument. **Auf eigene Faust sollte man es aber auf keinen Fall durchführen.** Immerhin kann der Puls auf über 140 Schläge pro Minute ansteigen, und die Belastung ist beim Überwärmungsbad deutlich höher als bei einer Sauna. Bei immer wieder auftretenden chronischen Effekten kann man eine Schlenzkur in Erwägung ziehen. Aber nur nach Ausschaltung aller Gegenanzeigen und nur im Kurhaus unter ärztlicher Aufsicht.

Spezielle Güsse

Von den Kneippschen Güssen sollen drei wegen ihrer guten Eignung zur Vorbeugung bzw. zur Behandlung von Erkältungskrankheiten erwähnt werden:

◆ Der **Knieguß** und
◆ der **Armguß** als Kaltwasseranwendung,
◆ der **Oberguß** als wechselwarme Anwendung.

Der Knieguß

Er ist von allen Güssen der mildeste und hat trotzdem ein breites Wirkungsspektrum. Er wird gegen nicht weniger als zwölf verschiedene Störungen empfohlen, darunter, als Punkt 8, gegen Lungenstörungen und Bronchialerkrankungen und, als Punkt 10, gegen katarrhalische Erkrankungen im Hals- und Kopfbereich (Nebenhöhlenentzündungen, Schnupfen usw.).

Die Technik muß einmal erlernt werden, ist dann aber einfach: Man tritt barfuß in eine Badewanne, braucht aber nicht entkleidet zu sein. Es genügt, die Beinkleider entsprechend hochzuschlagen. Das rechte Bein wird zuerst begossen: Beginnend an der kleinen Zehe über Außenrist und Ferse, zieht man den Strahl über die Wadenaußenseite zur Kniekehle. Dort verweilt man 1–2 Sekunden und zieht den Strahl die Wadeninnenseite entlang zur Ferse, wo der erste Guß endet. Dann macht man dasselbe spiegelbildlich am linken Bein.

Anschließend kommen die Vorderseiten der Beine dran, wieder zuerst rechts. Man beginnt an der Fersenaußenseite, zieht entlang des Wadenbeins zur Kniescheibe, verweilt dort 1–2 Sekunden (oder führt eine zusätzliche Schleife durch). Dann geht der Strahl das Schienbein entlang zur großen Zehe, wo der Guß sein Ende hat.

Es gibt Variationen, wie man aus den Abbildungen sieht. Wichtig ist, daß der Einzelguß nicht länger als 15 Sekunden dauert, alles zusammen also 4mal 15 Sekunden (insgesamt 1 Minute) effektiver Wasseranwendung.

Diese bewußte Kürze hat ihren Sinn: Durch das kalte Wasser sollen die Blutgefäße sich kurzfristig verengen, um sich sofort wieder erweitern zu können. Zu diesem Zeitpunkt muß die Kälteeinwirkung bereits vorbei sein, denn sonst würden die Blutgefäße in ihrer verengten Position verharren.

Der Armguß

Der Armguß eignet sich als vorbeugendes Mittel bei Neigung zu katarrhali-

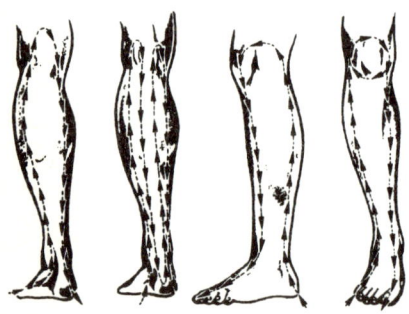

Der Knieguß

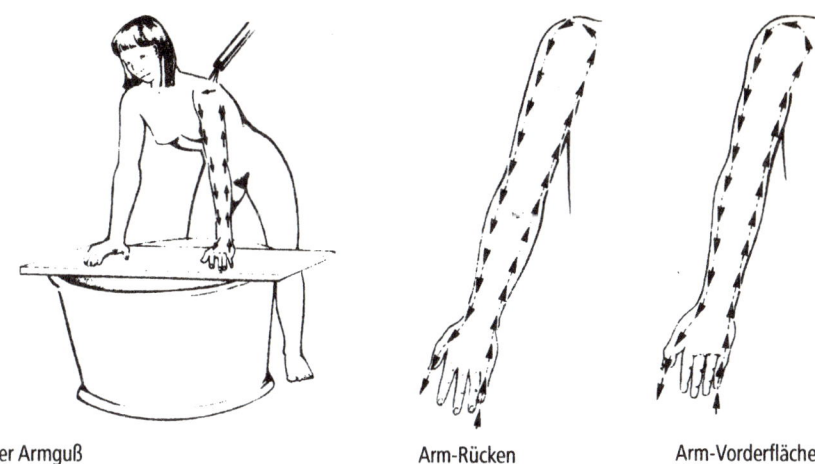

Der Armguß   Arm-Rücken   Arm-Vorderfläche

schen Erkrankungen der oberen Luftwege, besonders auch bei Schnupfen.
Die Durchführung ist einfach: vom kleinen Finger über die Außenkante des Armes zur Schulter, um diese herum an die
Innenkante des Armes und zurück her-
unter zum Daumen. Erst der rechte Arm,
dann der linke. Im zweiten Arbeitsgang
werden die Arme in gleicher Weise, aber
von der Innenseite, begossen. Vom kleinen Finger über die Achsel zur Schulter
und zurück zum Daumen.

Gewöhnlich braucht man eine Hilfsperson. Man kann den Arm aber auch
selbst, mit einiger Übung, unter einer
Wasserleitung durchziehen, so daß der
Strahl genau an die richtigen Stellen
kommt.

Am günstigsten geht es über einer
Wanne und mit einem Stützbrett, wie es
die Abbildung zeigt. Man dreht dann, um
auch die Arm-Vorderflächen begießen
zu lassen, den Arm einfach um.

Der Wechseloberguß

Für ihn gibt es mehrere Techniken. Am
einfachsten ist, wenn man sich den Armguß vorstellt und von der rechten Schul-
ter-Rückenseite gleich auf den rechten
Rücken wechselt, dort in kreisrunden
Schleifen nach abwärts, bis an die Taille
zieht und umgekehrt am linken Rücken
aufwärts. Von der linken Schulter geht es
auf die Rückseite des linken Armes, erst
nach unten zu den Fingern, dann wieder
herauf zur Schulter. Nun wird auf die
Brust gewechselt. Wieder kreisförmige
Schleifen, erst hinunter bis zur Nabel-
höhe, dann auf der rechten Brustseite
hinauf, wieder über die Schulter nach
hinten und den rechten Arm hinunter bis
an den Daumen. Für diesen Guß braucht
man eine Hilfsperson.

Er wird bei Erkältungskrankheiten
auch nur als Wechselguß empfohlen, das
heißt, es wird warmes und kaltes Wasser

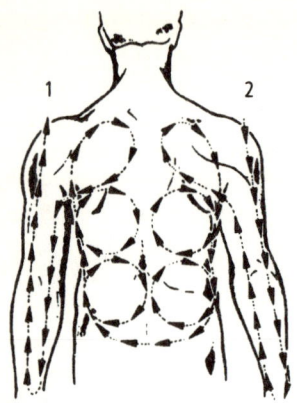
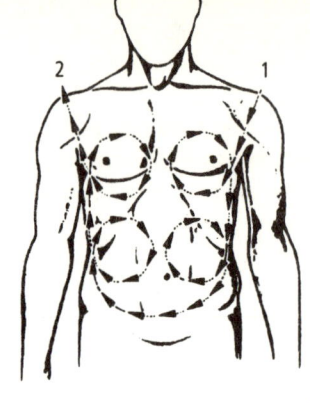

Der Oberguß

abwechselnd angewandt. Man beginnt mit warmem Wasser von 37 °Celsius, führt einen ganzen Guß durch. Dann kaltes Wasser um 20 °Celsius und darunter, wieder warm usw. Üblicherweise wird 3mal gewechselt, den Abschluß soll immer der kalte Guß bilden.

Die notwendigen **Geräte für Güsse** sind einfach: 1 Schlauch von 2 Meter Länge und 3/4 Zoll (2 Zentimeter) lichter Weite. Eventuell ein Anschlußstück für den Wasserhahn. Eine Badewanne oder auch nur ein guter Abfluß, wie in einer Duschkabine. Das Wasser soll nur überquellen – wenn der Schlauch nach oben gerichtet ist etwa 1 Handbreit –, dann ist der Druck richtig.

Die Sauna

Wirkungen

Das Wort „Sauna" kommt aus dem Finnischen und heißt ursprünglich „Erdgru-

be". Später wurde daraus der Begriff der „Schwitzstube". Die echte Sauna bestand nur aus trockener Hitze mit anschließenden oder dazwischengeschalteten Kaltanwendungen. Es gibt auch eine Kombinationsmethode. Hier wechselt trockene Hitze mit Dampfstößen ab, welche durch Wassergüsse auf die glühendheißen Ofensteine erzeugt werden. Das ist dann der Übergang zum russisch-türkischen Bad, bei welchem der Wasserdampf gleichmäßig zugeführt wird.

✄ Für heilsame Zwecke verwendet man in erster Linie die **trockene Hitze**. Aufgüsse sind nur selten angebracht. Wohl aber ist der gezielte und richtig durchgeführte Kaltwassereinsatz zwischendurch von großer Wichtigkeit.

Hauptziel der Sauna ist es, bestimmte Regulationsmechanismen zu trainieren. So wird man abgehärtet gegen Erkältungskrankheiten, kreislauf- und nervenstark.

Ein weiteres Ziel der Sauna ist die Entgiftung des Körpers. Sie geht auf zweifache Weise vor sich. Einerseits sind im Schweiß auszuscheidende Stoffe gelöst, anderseits aber kommt es durch Erhöhung der Temperatur der inneren Gebiete des Körpers (der „Kerntemperatur") zur gesteigerten Ausscheidung durch die Nieren und auch durch die Lungen. Diese zweite Form ist die effektvollere. Durch die Erhöhung der Kerntemperatur nämlich werden auch Schlackendeponien wie Muskelgelosen erweicht, aufgelöst und zur Ausscheidung bereitgestellt. In diesem Fall aber erfolgt sie über die Nieren und weniger über den Schweiß. Bei einer richtig durchgeführten Sauna verliert der Körper bis zu 1 Liter Schweiß und etwa 1/2 Liter Harn mehr als gewöhnlich.

Während des Schwitzens in der Sauna verändert sich die Zusammensetzung des Schweißes. Anfänglich ist er stark konzentriert, bei weiterem Schwitzen nimmt die Konzentration ab, und der Schweiß wird wäßriger. Bestimmte Ionen aber, wie Chlor, werden bei zunehmendem Schwitzen immer stärker ausgeschieden, so daß es zu Mangelerscheinungen kommen kann. Auch das ist wichtig zu wissen, denn daraus kann man ableiten, welche Art von Flüssigkeitsersatz am günstigsten ist (Seite 29).

Wenn auch die Erreichung vermehrter Widerstandskraft gegen Infekte, das Kreislauftraining und die Entgiftung die vordergründigeren Empfehlungen für die regelmäßig durchgeführte Sauna sind, so gibt es doch noch eine Reihe von Einsatzmöglichkeiten darüber hinaus, teilweise echt therapeutische. Die wichtigsten:

◆ Die Erzielung einer **Trainingsvagotonie**: Verlangsamung des Pulses, auch unter Belastung, dabei Verbesserung der Sauerstoffversorgung des Herzmuskels. Aus diesem Grund ist der regelmäßige Saunabesuch auch in das Trainingsprogramm der Leistungssportler eingebaut. Empfohlen sind je 2–3 Saunagänge zu 15 Minuten Dauer. Der angepeilte Effekt: schnellere Ausbildung des bessere Leistungen ermöglichenden *Vagustonus* (Erholungskraft).

◆ Die chronische **Bronchitis** und auch die **Steinstaublunge** *(Silikose)* sind Krankheiten, für welche eine regelmäßige, anfangs betont sanft durchgeführte und in der Intensität nur allmählich gesteigerte Sauna sehr empfehlenswert erscheint. Das haben Untersuchungen an der Medizinischen Klinik Heidelberg schon in den Jahren 1934/35 gezeigt. 1–2mal wöchentlicher Saunabesuch mit vorsichtigem Beginn: 5–7 Minuten auf der untersten Stufe sitzend – in Kopfhöhe herrschen hier 50–60 °Celsius –, kein Aufguß, nur milde Dusche zwischen und nach den Gängen. Anfangs werden 2 Gänge empfohlen. Sehr achten muß der chronische Bronchitiker, daß er sich nicht zusätzlich im Anschluß an eine Sauna erkältet. Entsprechende Kleidung also ist Voraussetzung. Auch, daß er nicht austrocknet. Er wird daher besonders für sinnvollen Wiederersatz der Flüssigkeit sorgen. Nach vorsichtigem Beginn kann man allmählich steigern:

bis 3 oder 4 Gänge auf der zweiten oder dritten Stufe zu je 8–12 Minuten Dauer, eventuell mit milden Aufgüssen (Thymian, Sonnentau u. a.) und auch mit gezielten Kaltanwendungen. All das und auch die erfreuliche Erfolgsquote sind gut untersucht. Auch die Kombination der Sauna mit den passenden Kneipp-Güssen (besonders Wechseloberguß, Seite 21).

Allerdings: Nicht selbst experimentieren! Man sollte sich in solchen zwar erfolgversprechenden, aber diffizilen Einsatzmöglichkeiten der Sauna der Führung und Kontrolle eines Arztes anvertrauen. Jedenfalls ist festgehalten, daß bei gekonntem regelmäßigen Saunabesuch „Bronchitiker lange Zeit Rezidive vermeiden und wesentlich weniger Medikamente verbrauchen" als ohne Sauna (H. Schlüter). Am besten erlernt man Sauna für solche Zwecke zunächst in einem Kurhaus, dessen Ärzte unter anderem auf Sauna als Therapie spezialisiert sind. Man erhält dort auch die Anleitungen, wie man es zu Hause weiterverfolgt.

◆ **Rheumatische Erkrankungen**, besonders Weichteilrheumatismus. Hier wird die Sauna als hervorragendes ergänzendes Mittel eingesetzt – neben sonstigen physikalischen oder medikamentösen Maßnahmen.

Abgeraten wird von einer Sauna nur bei rheumatischen Erkrankungen mit stark erhöhter Blutsenkung bzw. bei rheumatisch bedingten Organveränderungen, die Sauna-Untauglichkeit bewirken, wie höhergradige Herzklappenfehler.

Ansonsten aber kann die Sauna sowohl zur Vorbeugung als auch zur Auflockerung von zunehmenden Versteifungen im Wirbel- oder Gelenkbereich sehr dienlich sein. So wird auch die nicht seltene Bechterewsche Erkrankung *(Spondylitis ankylosans)* als eine gute Anzeige für regelmäßige Saunabesuche angesehen. Gegen die entzündlichen Veränderungen und zur Vorbereitung der bei dieser Erkrankung besonders wichtigen Bewegungsübungen – ein bis in den Kern gut durchwärmter Körper bewegt sich leichter. Ebenso sind die *Spondylose* (mit dem Alter zunehmende Veränderungen der Wirbelsäule) und die *Arthrose* (das gleiche an den Gelenken) bewährte Anzeigen für die Sauna. Schließlich die häufigen „nichtentzündlichen Formen von Weichteilrheumatismus". Darunter versteht man die meist *degenerativen* Erkrankungen des Binde- und des Unterhautgewebes außerhalb der Gelenke. Es gibt in den zivilisierten Ländern wenige Menschen jenseits der dreißig, welche davon völlig frei sind.

Bei den rheumatischen Erkrankungen wird die 1mal in der Woche durchgeführte Sauna empfohlen. Wenn keine einschränkenden Bedingungen vorliegen, sollte man die volle Distanz ausschöpfen – 3 oder 4 Saunagänge zu je 10–20 Minuten Dauer. Bei einer sonst richtigen Saunatechnik nämlich erreicht die Körperinnentemperatur erst nach dem 3. oder 4. Gang 38,5–39 °Celsius, und die Temperatur der Haut ist dann sogar um 10 °Celsius höher als normal. Das Temperaturgefälle geht also von außen nach innen. Das Unterhautgewebe erreicht über 41 °Celsius und die darunterliegenden bindegewebigen und muskulären Schichten an die 40 °Celsius. Deshalb wirkt ja eine voll durchgezogene Sauna gerade bei den bindegewebsrheumatischen Erkrankungen und beim Vorhandensein von Muskelgelosen und -verspannungen so gut.

Gegenanzeigen

Selbstverständlich gibt es auch Gegenanzeigen, das sind körperliche, manchmal auch psychische oder nervöse Umstände, bei denen man vom Gebrauch der Sauna zumindest vorläufig absehen sollte. Dazu gehören:

◆ Alle zehrenden Erkrankungen wie Tuberkulose, Morbus Basedow oder offenbarer Krebs.*
◆ Akute Erkrankungen, ausgebrochene Infekte, fieberhafte Zustände, stark erhöhte Blutsenkung.
◆ Anfallserkrankungen (Epilepsie, sonstige Krampfzustände, auch psychischer Ursache).
◆ Herz- und Herzkranzgefäßerkrankungen, Herzfehler und der Zustand nach Herzinfarkt sind ebenfalls mehr oder weniger ausgeprägte Gegenanzeigen für die Sauna. Allerdings: es gibt hier große Unterschiede. Es kann eine gekonnt und mild durchgeführte Sauna hier

sogar eine erste therapeutische Adresse sein. Das entscheidet der Arzt.
◆ Ausgeprägte Kreislaufschwäche. In solchen Fällen wird man den Kreislauf meist mit sanfteren Methoden so lange trainieren, bis man saunareif geworden ist.

Es gibt noch andere mehr oder weniger häufig vorkommende Gegenanzeigen. Gerade in Anbetracht der Tatsache, daß die wirkliche, durch Meßdaten eruierte Belastung während einer Sauna geringer ist, als man (wenn man drinnen sitzt) annehmen möchte, sollte sich jedermann ab 40 auf Saunatauglichkeit hin untersuchen lassen. Wenn der Arzt grünes Licht gibt, dann sollte man dieses wertvolle Instrument auch nutzen, denn es gibt nicht viele an naturnahen Anwendungen, welche den Körper so gut und so regelmäßig aufheizen und gleichzeitig entlasten können.

Die Belastung während eines Saunagangs wurde gemessen, wobei sich das in der Tabelle auf Seite 26 dargestellte Bild ergab (G. Stein, 1976). Dieses mag auch manchen Fachmann überraschen. Gemessen wurde jeweils am Ende der Tätigkeit im Sitzen. Die untersuchten Personen waren solche, die bereits einen Herzinfarkt durchgemacht hatten. Ein Saunagang in der dritten Stufe (das entspricht den 90 °Celsius) war nicht anstrengender als Wassertreten und weniger als Treppensteigen.

Ein Aufguß allerdings wurde bei diesem Vergleichsexperiment offenbar nicht durchgeführt. Ein solcher hätte wahrscheinlich auf 70 bis 80 Watt er-

---

* Bei Krebs werden in jüngerer Zeit Überwärmungstherapien mit Erhöhung der Körperkerntemperatur bis 41 °Celsius praktiziert. Das aber wird in diesem Fall mit geeigneten Durchflutungsapparaten besser erreicht als mit der Sauna.

Tätigkeit	Belastung in Watt
Gehen auf ebener Strecke (80 Schritte pro Minute)	25
Wassertreten (1 Meter kniehoch Wassertemperatur 12 °Celsius)	50
Sauna (80–90 °Celsius, relative Luftfeuchtigkeit 10 Prozent, 12 Minuten Dauer)	50
Treppensteigen (80 Schritte pro Minute, 2 Stockwerke je 19 Stufen, Stufenhöhe 17 Zentimeter)	75
Geschlechtsverkehr	75
Rückenschwimmen (25–30 Meter pro Minute)	100
Brustschwimmen (25–30 Meter pro Minute)	125

höht, wobei man hinzufügen sollte, daß man beim Aufguß **jederzeit den Saunaraum verlassen können** muß, ebenso wie man beim Treppensteigen jederzeit stehenbleiben kann, wenn man sich beklemmt fühlt.

Eine besondere Gegenanzeige bezieht sich auf die Kaltwasseranwendung zwischen den Saunagängen: der **Bluthochdruck** mit oder ohne Nierenbeteiligung. Während die trockene Hitze in der Kabine hier selten Beschwerden verursacht, sollte man das schnelle Eintauchen in das kalte Becken meiden. Es kann zu übertriebener Gefäßregulation führen, welche das Herz zu sehr belastet. Auch beim Schwitzen sollte der Saunabesucher mit erhöhtem Bluthochdruck vorsichtig sein: Er ist anfälliger gegenüber plötzlichen Veränderungen seines Wasser- und Mineralienhaushalts.

Ansonsten aber, mit Wissen, Können und Umsicht, holt auch der Bluthochdruckkranke oft genug aus der Sauna Vorteile. Auf eigene Faust, ohne ärztlichen Freund und Berater allerdings, sollte man nicht zuviel riskieren. Auch hier eignet sich am besten ein Kuraufenthalt, während dessen man das im persönlichen Fall richtige Saunieren einmal prinzipiell lernt.

Die richtige Durchführung

Ein wirklich gut genutzter Saunabesuch dauert etwa 2 Stunden. Diese Zeit sollte man sich für das Vorhaben reservieren. Man sollte nicht mit vollem Magen in die Sauna gehen, aber auch nicht ausgehungert.

Richtig ist ein kleiner Imbiß mit betonter basischer Komponente. Ein Beispiel: Eine Scheibe Brot (sauer) mit etwas Butter (neutral), verschiedene Gemüse wie Tomaten, Radieschen, Zwiebeln und ein Glas Gemüsesaft (Tomaten, Möhren, Karotten, Sellerie usw., alle basisch). Durch die Basenzufuhr werden Schlacken leichter zur Ausscheidung gebracht. Die Scheibe Brot bringt konzentriert langkettige Kohlenhydrate. So wird man während der Sauna nicht hungrig. Butter bringt dem Körper schnell verfügbare Fette. Beim eigentlichen Saunabesuch hält man sich an die Regeln, die in jeder Gemeinschaftssauna sichtbar angeschlagen sind.

✻ Es gibt **allgemeine Empfehlungen**, an die man sich halten sollte:

a Besuch der Toilette, vorreinigen.

b Abtrocknen.

c Füße wärmen oder ansteigendes Fußbad, 35 → 40 °Celsius.

d Liegen in der Sauna, zuerst auf unterer Stufe, die letzten zwei Minuten aufsetzen.

e Gehen in Frischluft.

f Kalter Schlauchguß oder kalt waschen.

g Kaltes Eintauchbad (nur bei trainierten Naturen und nicht bei Bluthochdruck).

Anschließend erfolgt der zweite Saunagang, eventuell auch ein dritter. Nach Beendigung des letzten Saunaganges:

h Warmes Fußbad oder warmer Beinguß.

i Ruhen in entspannter Lage, locker zugedeckt.

Die Punkte a–c (Vorbereitung zur Sauna) dauern etwa eine Viertelstunde. In den Saunaraum geht man mit völlig trockener Haut, denn nur so kommt es zum richtigen Schwitzen.

Die Hitzeentwicklung ist von der Raumhöhe abhängig. Üblicherweise hat eine Sauna drei Stufen. Dann herrscht in Kopfhöhe, wenn man auf der ersten Stufe sitzt, eine Temperatur von circa 50 °Celsius, auf der zweiten Stufe 65 °Celsius, auf der dritten über 80 °Celsius (bis knapp 100 °Celsius; die kritische Temperatur, welche zu Bränden führen kann, liegt zwischen 120 und 160 °Celsius).

Man wird erst allmählich auf die oberen Stufen gehen. Die Schweißproduktion ist bei 65 °Celsius, auf der zweiten Stufe, bereits maximal und wird bei weiterer Erhöhung der Temperatur nicht gesteigert. Wohl aber kommt es auf der dritten Stufe zur schnelleren Anhebung der Körperkerntemperatur und zur intensiveren Anregung der Ausscheidung durch die Nieren. Es ist also oft sinnvoll, pro Gang die Stufe zu erhöhen.

◆ Zuerst die tiefste Stufe – und da anfangs nur liegen – zum Anpassen und Vorschwitzen.

◆ Dann im zweiten Gang die zweite Stufe – zum Gewöhnen und Hauptschwitzen.

◆ Schließlich im dritten Gang die dritte (oberste Stufe), zum Lösen und Ausscheiden tiefer im Körper befindlicher Schlacken.

✻ Dauer eines Saunagangs: 10–20 Minuten.

Anschließend zunächst allgemeine Abkühlung in der Frischluft, zumindest aber bei offenem Fenster. Bei leichten gymnastischen Übungen wie Arme- und Rumpfkreisen atmet man gut durch. Nun duscht man kalt, oder man führt einen gezielten kalten Guß mit dem Schlauch

durch. Es können ein oder mehrere Teil-
güsse sein oder ein Ganzkörperguß.
Wichtig ist, daß die Güsse schnell und
gekonnt durchgeführt werden, denn
sonst wird nur ein abkühlendes Übergießen daraus.

Der Sinn eines Gusses aber ist es, die
von der vorhergegangenen Hitze weit
gestellten Blutgefäße *(passive Erweiterung)* kurz zu verengen. Bevor aber die
Gefäße in der Verengung verharren, hat
man den Guß an dieser Stelle bereits beendet. Somit lösen die Gefäße die Verengung von sich aus und erweitern sich
wieder *(aktive Erweiterung)*.

Selbst ein ausgedehnter Ganzkörperguß, dessen verschlungene Strich-
führung 25 Meter lang sein kann, dauert
nicht länger als knapp über 1 Minute. Im
gleichen Sinn ist, wenn überhaupt, das
kalte Tauchbecken zu benutzen.* Man
begibt sich langsam hinein – bis an den
Hals, atmet einmal durch und verläßt es
wieder. Es kommt zu kurzem reflektori-
schem Verengen der Blutgefäße und, da
man den Kältereiz rechtzeitig beendet,
zur (re)aktiven Erweiterung. Diese ist
angestrebt, denn das ist das eigentliche
Gefäßtraining, eines der Hauptziele jeder Sauna.

Bevor man sich in den nächsten
Gang begibt, bzw. am Ende der Sauna
vor der Ruhepause, empfiehlt sich stets
das Erwärmen der Füße im Fußbad oder
mit der warmen Dusche. Stets gut abtrocknen.

---

* 12–14 °Celsius, im Unterschied zu einem
Schwimmbecken, welches auf 20–23 °Celsius
temperiert ist.

Der Aufguß

Der Aufguß ist zwar ursprünglicher Bestandteil der finnischen Sauna, dürfte
aber teilweise aus der Schwierigkeit entstanden sein, für richtiges Schwitzen
genügend hohe trockene Temperaturen
zu erzeugen. Man mußte mit Dampf
nachhelfen. Heute erreicht man mit elek-
trischen Öfen beliebig hohe Temperaturen – der Aufguß mit dem Dampfstoß er-
übrigt sich eigentlich –, doch ist er sehr
beliebt. In vielen Saunarunden gehört er
zum Zeremoniell.

Obwohl man durch den Hitzestoß
eines Aufgusses sehr beeindruckt sein
kann, ist sein echter Wert eher fraglich.
Häufiger erschlägt er Regulationen des
Körpers, welche sich eben aufgebaut haben, als daß er sie fördert.

Das Schwitzen wird nur auf den Stufen
mit Temperaturen unter 65 °Celsius verstärkt. Hier hätte der Aufguß sogar eine
regulationsverstärkende Wirkung. Ansonsten aber ist er eher eine Belastung.
Daß ein Saunagast auf der dritten Stufe
glaubt, daß er nach dem Aufguß mehr
schwitzt, ist ein Trugschluß. Die Ver-
dunstung ist durch die hohe Luftfeuchtigkeit gehemmt, und da die Schweiß-
drüsen im gleichen Strom weiterprodu-
zieren, hat man den Eindruck, als ob man
mehr schwitze, weil am Körper „mehr
herunterrinnt". Von wenigen Ausnahmen abgesehen, bringt der Aufguß auch
keinen therapeutischen Vorteil. Der sehr
milde Aufguß beim Bronchitisleidenden
ist eventuell von Vorteil.

Da aber die Sauna auch eine gesellschaftliche Funktion hat, wird der Aufguß wohl seinen Platz behalten. Ist auch völlig in Ordnung, wenn er sich auf Saunarunden mit trainierten Mitgliedern beschränkt. Anfängern und älteren Leuten sollte man ihn aber nicht aufdrängen.

Die Häufigkeit des Saunabesuchs

Die Sauna für einmalige Zwecke oder bei Bedarf anzuwenden bringt zwar auch etwas, den großen Nutzen aber hat man erst beim **regelmäßigen** Besuch. Allgemein werden 1–2 Besuche wöchentlich empfohlen. Da durch die Sauna jedesmal ein Reiz gesetzt wird, kann man die *Zirkaseptanperiodik*, das ist die Sieben-Tage-Schwingung unseres Körpers, ausnutzen. Sie ist ein reaktiver Vorgang in unserem Körper, der auf einen gesetzten Reiz hin auftritt. Eine Nachschwingung also, die man nutzen kann. Wenn man den Saunabesuch stets auf den- oder dieselben Wochentage legt, dann erhält man sich diese Nachschwingung laufend weiter. Das aber bedeutet einen Zustand auf einem höheren Niveau der Widerstandskraft.

Der Ersatz der Flüssigkeit in und nach der Sauna

Es hat wenig Sinn, sich über den Gewichtsverlust durch die weggeschwitzte Flüssigkeit zu freuen. Früher oder später holt man ihn ohnedies auf, und da ist besser, es gleich zu machen – zumindest so viel zu trinken, daß die in Gang gekommenen Nieren weiterarbeiten können. Man trinkt meist Mineralwasser, Gemüsesäfte, Obstsäfte, auch Molke oder Buttermilch. Alle entweder für sich allein oder im Gemisch. Alkoholische Getränke, wie Bier und Apfelwein, die als „Saunagetränke" oft empfohlen werden, sollte man meiden. Sie regen zwar auf der einen Seite die Ausscheidung an, auf der anderen aber dämpft der Alkohol den durch die Sauna erworbenen Ablauf von Regulationen wieder ab. Der Schaden ist dann größer als der Nutzen. Manche Gemüsesäfte, wie Selleriesaft, wirken überdies stärker wassertreibend als Bier. Und gibt man 1–2 Eßlöffel Brennnessel-Frischpflanzensaft hinzu, so wird man sicher zufrieden sein.

Es gibt auch Elektrolytgemische für den Flüssigkeitsersatz. Meist mit *Chlor, Natrium, Kalium, Magnesium* und auch organischen Salzen wie *Zitrat* und *Laktat*, um einer *Azidose* entgegenzuwirken. Auch für sich allein, aber besser noch zum Mischen mit Gemüse- und Fruchtsäften, eignen sie sich sehr gut.

Ernährung

Hebung der Widerstandskraft gegen Infekte

Auch ideal ernährte Menschen erleiden Infekte: Das liegt in der notwendigen Auseinandersetzung des Menschen mit den krankmachenden Keimen seiner Umwelt begründet, mit den Bakterien, mit den Viren und den Kleinstlebewesen, mit denen er in Kontakt kommen kann, teilweise sogar muß. Um eine Immunität gegen einen Schnupfenvirus aufbauen zu können, muß man ihn einmal gehabt und gut überstanden haben. Dann aber ist man gegen ihn – und sogar gegen seine engere Virusfamilie – eine Zeitlang gefeit: bis zu zwei Jahre und mehr, wenn eine gute Immunitätslage aufgebaut werden konnte und auch erhalten blieb, jedoch wesentlich kürzer, falls das nicht oder nur lückenhaft gelang.

Was man unter „robuster Gesundheit" verstehen sollte, ist nicht, daß man mit krankmachenden Keimen gar nicht erst in Berührung kommt, sich mit ihnen nicht auseinandersetzt, sondern daß man diese Auseinandersetzung ohne wesentliche Einengung der Leistungsbreite erlebt und trotzdem um eine nachhaltige Erfahrung, um einen präzisen Abwehrmechanismus, reicher aus ihr hervorgeht. Das **ist** die Immunität.

Eine robuste Gesundheit ist nicht jedem in die Wiege gelegt. Zum Teil beruht sie auf Veranlagung, zum anderen Teil wird sie in den ersten Lebensjahren geprägt (oder auch nicht geprägt), in einer Zeit also, in der man für sich selbst nicht sorgen kann. Die ersten vier Lebensjahre sollen hier eine besondere Rolle spielen.

Es fängt damit an, ob man Muttermilch erhält – es muß nicht viel sein; sie ist aber zum Aufbau bestimmter Widerstandskraft-Partikelchen im Blut wesentlich und in diesem Zeitraum jeder Tiermilch deutlich überlegen. Ferner, ob ein Kind ausreichenden Naturkontakt hat, im Sommer wie im Winter, und ob es auch die richtige Nahrung erhält, damit es sich optimal entwickeln kann. Bis das Kind vier Jahre alt ist, muß es mehr als 50 Zentimeter wachsen und sein Gewicht verfünffachen. Mit dem Erreichen des Vorschulalters ist eine wichtige Phase abgeschlossen. Die ersten Grundlagen für eine lebenslange robuste Gesundheit sollten gesetzt sein.

Das heißt nicht, daß Kinder, die bis dahin immer kränkeln, keine robuste Gesundheit entwickeln können. Oft hat sich das genaue Gegenteil gezeigt. Freilich bedarf es einer gekonnten ärztlichen Führung, das Kind dahin zu bringen: den Körper nicht zu sehr belasten, nicht zu sehr entlasten, Fehler aufspüren und beseitigen, gezielte, unübertriebene Hilfestellung leisten. Dann wird es auch gelingen, daß ein bisher kränkelndes Kind zu einem Kind mit robuster Gesundheit wird.

Es ist einleuchtend und unbestritten, daß richtige Ernährung bis hierher eine große Rolle spielt, wenn auch nicht die alleinige, so doch eine sehr wesentliche.

Später allerdings, wenn der Mensch über sich selbst verfügt und sich, wie in Wohlstandszeiten stets, von wirklich allem ernähren kann, weil alles käuflich ist, macht er oft schwerwiegende Fehler. Und wenn sich diese Fehler summieren, über zwei, drei, vier Jahre – das ist die Zeit, in der eine bereits erworbene Immunität aus guten Zeiten noch wirksam ist gegen Krankheiten wie Schnupfen –, erfolgt plötzlich der Bruch: Die alte Immunität gegen den Schnupfenvirus ist erloschen, und um eine neue, gleichwertige aufzubauen, fehlt nunmehr die Basis, das Material zum Aufbau hochwertiger Strukturen.

Extreme Fälle sind ja von Vitamin-Mangelerkrankungen bekannt: Zum Zeitpunkt des Antritts der Reise noch völlig gesunde Seeleute waren nach drei Monaten durch das Fehlen von Vitamin C in der Ernährung so sehr geschwächt, daß sie einer für sie ansonsten harmlosen Infektion widerstandslos ausgeliefert waren und oft genug daran zugrunde gingen. Das war in früheren Jahrhunderten, gilt aber im übertragenen Sinn auch heute.

✴ Das völlige oder teilweise Fehlen bestimmter Stoffe in unserer täglichen Ernährung beeinträchtigt die Schutzfunktionen unseres Körpers.

Man hat deshalb eine Kost, welche alle entscheidenden Stoffe, die bekannten, aber auch die zur Zeit noch nicht bekannten, mit größter Wahrscheinlichkeit ausreichend enthält, eine „**Schutzkost**" genannt (H. Anemueller).

Im folgenden werden einige dieser unentbehrlichen Nährstoffe beschrieben. Unentbehrlich deshalb, weil sie der Körper selbst nicht bilden kann. Zur Aufrechterhaltung eines gesunden Lebens aber sind sie notwendig; deshalb müssen sie mit der Nahrung zugeführt werden. Es gibt kein einziges Nahrungsmittel, in dem alle diese Stoffe gleichzeitig in tragbaren Mengen vorhanden wären. An manchem mangelt es da und an anderem dort. Daraus ergibt sich, daß man, wenn die Möglichkeit dazu gegeben ist, seine tägliche Ernährung auf eine möglichst breite Basis stellen sollte, unter Einbeziehung aller großen Nahrungsmittelgruppen.

Das Eisen

Es wird, neben seiner zentralen Funktion im Blutfarbstoff, für die Gesunderhaltung und Widerstandskraft der Gewebe benötigt. **Frauen im Reifealter** stehen oft an der Schwelle zum Eisenmangel, da das mit der Regelblutung verlorengegangene Material gar nicht so ohne weiteres ersetzbar ist.

Die WHO hat herausgefunden, daß der Eisengehalt der landesüblichen Durchschnittsernährung auch in den wohlhabenden Staaten häufig nicht ausreicht, um die Verluste der Frauen zu decken. Es kommt vor, daß Frauen aus Hunger nach Eisen (der dann als allgemeiner Heißhunger erlebt wird) mehr essen, als sie umsetzen. Der Eisenbedarf wird auf diese Weise zwar gedeckt, die Frau aber ist bald korpulent. Bei längeren Abmagerungskuren kommt es dann zum neuerlichen Eisenmangel und damit zu erhöhter Infektanfälligkeit.

Solche Frauen sollten **gezielt** auch von tierischen Produkten Gebrauch machen, denn nur diese sind verläßliche Eisenlieferanten. Es kommt nicht nur darauf an, wieviel Eisen ein Nahrungsmittel besitzt, sondern auch darauf, wie gut der Körper es aus ihm herauslösen kann. Spinat enthält zwar relativ viel Eisen, doch wird es üblicherweise nur zu 1,3 Prozent ausgenutzt, weil Spinat auch *Oxalsäure* enthält, und diese bindet sein Eisen. Im Durchschnitt wird Eisen aus Pflanzen aber zu 5 Prozent verwendet. So kommt es, daß der eisenärmere Kochsalat dem Körper letztlich mehr Eisen bringt als der eisenreichere Spinat.

Viel günstiger ist die Ausnutzung bei tierischen Produkten; besonders stark bei Schweinefleisch mit 30 Prozent Verwertbarkeit (sonst im Durchschnitt bei 10 Prozent). Fleisch besitzt – im Gegensatz zu Spinat – Stoffe, welche die Aufnahme von Eisen erleichtern. Deshalb wird es auch aus den Gemüsen besser aufgenommen, wenn Fleisch mit in der Mahlzeit ist. Für Frauen ist dieses Wissen oft wichtig. Man braucht nicht viel Fleisch, wenn man es richtig einsetzt: zusammen mit Blattgemüsen und Kohlgemüsen als besten pflanzlichen Eisenträgern (nicht aber mit Spinat).

Auch von Schweinefleisch sollte die eisenarme Frau gelegentlich Gebrauch machen. Am besten nach der Monatsblutung, wenn der Eisenhunger am

---

Spinat, rote Bete, Rhabarber

Diese Gemüse sind die großen Oxalsäureträger. Wer unter Eisenmangel leidet, sollte sie **nicht mit Fleischspeisen** mischen. Ansonsten aber sind sie durchaus gesund. Auch Körner enthalten Stoffe (Phytinsäure), welche die Eisenaufnahme aus dem Darm blockieren können. Eisenarme Menschen sollten also wirklich – wie Dr. Hay, aus allerdings anderen Gründen, fordert – Körner und Fleisch voneinander getrennt essen und nicht zusammen in derselben Mahlzeit.

---

größten ist und deshalb das in den Nahrungsmitteln vorhandene Eisen noch viel besser genutzt wird – dem Schweinefleisch entzieht der eisenhungrige Körper sogar bis zu 73 Prozent seines Eisens! Das ist ein beachtlicher Spitzenwert. Das alles gilt in erster Linie für Frauen.

Selbstverständlich gibt es auch bei Männern Eisenmangel, bei Frauen im Reifealter aber ist die Eisenversorgung ein generelles Problem. Erst nach der Menopause (wenn die fruchtbaren Jahre vorbei sind) ist der Eisenbedarf der Frau gleich niedrig wie der des Mannes.

Die besten **Eisenquellen** sind nach dem Gesagten die tierischen Produkte. An der Spitze des absoluten Gehaltes stehen Leber und Milz der Tiere, dann Eingeweide und Lunge. Schweineleber steht mit 22 Milligramm Eisen in 100 Gramm an erster Stelle, gefolgt von Hammel-, Rinder- und Kalbsleber, alle etwa 10 Milligramm. Auch Hühnerleber ist mit 8 Milligramm Eisen in 100

Gramm stark. Vor allem Frauen sei empfohlen, mitunter Leber zu essen: 2–4mal im Monat machen noch keine Gicht. Bezüglich der Deckung des Eisenbedarfs ist sie konkurrenzlos.

Fleisch und Fisch haben gute Werte, 2–3 Milligramm Eisen in 100 Gramm; vor allem aber ist der Nutzungsgrad hoch, insbesondere beim Schweinefleisch.

Bei den Pflanzen sind die grünen Blattgemüse die besten Lieferanten. Aber auch Hülsenfrüchte sind relativ eisenreich. Obst, Beeren, Gemüsefrüchte, Wurzeln und Rüben dagegen enthalten nur geringe Menge. Auch die rote Bete (rote Rübe). Wohl haben die Blätter der roten Bete viel Eisen, die Rübe selbst aber nicht (0,7 Milligramm in 100 Gramm). Ihr angeblicher Eisengehalt ist also Legende. Das macht nichts, denn sie hat an anderer Stelle ihre großen Stärken: Als Träger von besonders seltenen Spurenelementen wie *Strontium, Rubidium* und *Lithium,* vor allem aber auch durch den Leberschutzstoff *Betain.*

Erwähnenswert als Eisenlieferant sind die Eier. Ein Ei mit 50 Gramm eßbarem Anteil (das ist die mittlere Gewichtsklasse) hat 1,4 Milligramm Eisen;

90 Prozent davon im Dotter, der selbst 17 Gramm wiegt. Wenn man das auf 100 Gramm Eidotter umrechnet, ersieht man, daß dieser mit fast 8 Milligramm Eisen in 100 Gramm an Tierleber heranreicht. Solche Dotter-Mengen kann man natürlich nicht essen, aber das tägliche Ei könnte man einer Frau im Reifealter mit Fug und Recht geradezu therapeutisch verordnen. Dieses eine Ei deckt etwa 10 Prozent des Eisenbedarfs einer Frau, macht aber nur 3 Prozent der täglich erlaubten Kalorienmengen aus. Also auch dieses Verhältnis ist rationell.

Milchprodukte sind keine großen Eisenlieferanten. Muttermilch und Kuhmilch haben denselben Gehalt, nämlich 0,5 Milligramm Eisen im Liter. Hier aber sieht man, wie unterschiedlich die Verwertbarkeit sein kann, denn aus der Muttermilch zieht ein Säugling 49 Prozent des vorhandenen Eisens, aus der Kuhmilch dagegen nur 11 Prozent. Muttermilch nutzt er ungleich besser aus. Das haben neuere Untersuchungen des Wissenschaftlers M. Saarinen ergeben. Wie verwerten Erwachsene den Eisengehalt der Kuhmilch? Zu 2,8 Prozent, also schwächer als die Säuglinge. Das alles ist natürlich sinnvoll.

Eier		
Gewichtsklasse	Gewicht (mit Schale) Gramm	Eßbarer Anteil (circa) Gramm
XL	73 –	62
L	63 – 73	59
M	53 – 63	48
S	– 53	43

Eisen in getrockneten Gewürzen

Gewürz 100 Gramm	Eisengehalt Milligramm
Thymian	135
Majoran	73
Lorbeerblätter	53
Kümmel	48
Basilikum	43
Rosmarin	33
Salbei	27
Estragon	24
Paprika	23

Das Beispiel „Milch als Eisenlieferant" zeigt neuerlich, daß es das alleinseligmachende Nahrungsmittel nicht gibt. Milch enthält fast alles, was ein Säugetier wie der Mensch braucht, das liegt schon in der Logik der Dinge. Wollte man eine Reihung der Nahrungsmittel nach ihrem ernährungsphysiologischen Wert erstellen, müßte man der Milch den ersten Platz geben. Aber auch sie ist nicht ganz komplett und muß durch andere Nahrungsmittel ergänzt werden.

Bei der Besprechung der Eisenlieferanten darf man die Gewürze nicht vergessen. Hier gibt es zum Teil unglaubliche Werte, was aber auch darauf beruht, daß getrocknete Gewürze durch Wasserentzug praktisch nur aus ihrer Trockensubstanz bestehen (siehe Tabelle). Eine Drei-Finger-Prise Thymian (2 Gramm) also bringt gleich viel Eisen wie 100 Gramm Fleisch. Wenn man den Thymian diesem beifügt, verdoppelt man im Endeffekt die Ausbeute, denn die im Fleisch enthaltenen, die Eisenaufnahme

erleichternden Stoffe kommen auch dem Eisen des Thymians (oder eines anderen Gewürzes) zugute.

✖ Richtig würzen ist nicht nur eine Sache des Gaumens, es kann durchaus einen hochwertigen gesundheitsbringenden Charakter haben.

Das Kupfer

Auch das Kupfer spielt eine wichtige Rolle bei der Bildung des Blutfarbstoffes. Es fördert die Umsetzbarkeit des Eisens. Deshalb kann bei Kupfermangel gleichermaßen eine Eisenmangel-Blutarmut entstehen, obwohl genügend Eisen vorhanden ist. Auch mit der Widerstandskraft hat Kupfer zu tun. Eine Reihe von wichtigen Enzymen – das sind die eigentlichen Vermittler aller in unserem Körper ablaufenden Stoffwechselvorgänge – können nur dann aufgebaut werden, wenn ausreichend Kupfer vorhanden ist, da dieses in ihrem Molekül eine zentrale Rolle spielt. Bei Infekten versucht der Körper, mehr Kupfer als sonst anzusaugen, ganz einfach weil er es braucht. Natürlich sollte es in der Nahrung erst einmal vorhanden sein.

✖ Wenn der Körper **zuwenig Kupfer** bekommt, kann der Körper keine ausreichenden Mengen an weißen Blutkörperchen bilden. Bei chronischem Kupfermangel geht deshalb auch der Wert der weißen Blutkörperchen im Blutbild zurück (unter 4000). Natürlich ist man dann **infektanfälliger** und hat auch größere Schwierigkeiten, die Infekte zu beherrschen.

Erwähnt soll auch werden, daß das Kupfer unerläßlich für unsere elastischen Fasern ist: die sogenannte *Quervernetzung des Elastins* wird durch Kupfer stabilisiert. Deshalb ist eine der ersten Folgen von Kupfermangel die Störung der Elastinbildung, und das bedeutet Faltenbildung! Besonders die Damen sollten daher für ausreichenden Kupfergehalt in der Nahrung sorgen, denn ähnlich wie beim Eisen sind sie auch beim Kupfer schlechter dran als die Männer. Sie haben, hauptsächlich aus hormonellen Gründen, einen um etwa 20 Prozent höheren Verschleiß.

Das wäre kein Problem, würde uns die landesübliche Kost mit Kupfer voll und sicher versorgen. Ähnlich wie beim Eisen aber hat man festgestellt, daß das selbst in den wohlhabenden Staaten oft nicht der Fall ist. Richtig wäre ein Gehalt von 2–5 Milligramm Kupfer in der täglichen Kost. Der Körper kann dann aus dem Nahrungsbrei im Darm jenes Kupfer, welches er wirklich braucht, herauslösen. Das sind 0–1,6 Milligramm.

Bei einer Untersuchung der Ernährungsgewohnheiten von amerikanischen Frauen aber mußte man feststellen, daß kaum eine Frau täglich mehr als 1 Milligramm Kupfer zu sich nimmt. Und bei einer Untersuchung der Kost von Kleinkindern – ebenfalls in den USA – kam heraus, daß auch diese nicht einmal die Hälfte der von der WHO geforderten Menge Kupfer (siehe Kasten)in ihrer sonst wohlhabenden Ernährung haben.

Eine Zeitlang kann der Körper den Mangel durch Mehrausbeute abdecken. Er nutzt das wenige Kupfer besser aus. Aber irgendwann erfolgt der Bruch – dann ist die Infektbereitschaft erhöht, das Wachstum gestört. Die Erwachsenen kränkeln, die Kinder wollen nicht gedeihen. Sie geraten „mickrig", wie man sagt, das heißt „klein-sam". In küstennahen Gebieten aber, wo die Bevölkerung regelmäßig von den Meeresprodukten Gebrauch macht, gibt es kaum Kupfermangel, denn die Krusten- und Schalentiere sind die verläßlichsten Kupferquellen (siehe Tabelle „Kupfer in Krusten- und Schalentieren", Seite 36).

Der Verzehr (der billigeren) dieser Produkte gehört bei vielen Küstenbewohnern zum Alltag. Ein Teil ihrer Gesundheit stammt daher. Auch die übrigen Meerestiere haben gute Werte. Tintenfisch, Hering, Heilbutt, Kabeljau, Makrelen, Dorsch usw. bei 0,5 Milligramm Kupfer. Das ist im Schnitt dop-

---

Von der Weltgesundheitsorganisation (WHO) gefordert:

80 Mikrogramm Kupfer pro Kilogramm Körpergewicht

Das heißt, ein 15 Kilogramm schwerer Dreijähriger sollte 1 200 Mikrogramm (= 1,2 Milligramm) Kupfer in seiner täglichen Kost haben. Amerikanische Kinder aber haben oft nicht mehr als 35 Mikrogramm pro Kilogramm Körpergewicht in ihrer landesüblichen „Hausmannskost", obwohl sie ansonsten scheinbar von allem haben.

Kupfer in Krusten- und Schalentieren

Tiere 100 Gramm	Kupfergehalt Milligramm
Austern	3,7
Miesmuscheln	3,2
Hummer	2,2
Krabben	1,3
Garnelen	0,5

pelt soviel als bei Fleisch und bei Süß-wasserfischen. Es zahlt sich also wirk-lich aus, auch gelegentlich von den Mee-resprodukten Gebrauch zu machen. Kupfer ist nur **ein** Argument dafür.

Die entsprechende Gegenvorstel-lung, man müsse sich ausschließlich aus dem heimischen Boden ernähren, ist gut gemeint, aber mit Blickrichtung auf op-timale Ernährung falsch: Binnenländer-böden haben manchmal kleine Schwä-chen, die sich durch den Ab-und-zu-Genuß meeresnaher Produkte spielend ausgleichen lassen.

Natürlich gibt es auch Binnenländer-produkte mit hohem Kupfergehalt; sie werden nur meist nicht gezielt und bewußt genug eingesetzt. Bei den tieri-schen Produkten ist es die Leber man-cher (nicht aller) Tiere (siehe Tabelle „Kupfer in Leber").

Die Verhältnisse sind also – Kupfer und Eisen gemeinsam gesehen – nicht einheitlich. Beim Eisen führt ja die Schweineleber die Liste mit Abstand an. Alle anderen Sorten, auch Niere und Hirn (welche gelegentlich als kupfer-reich angepriesen werden), haben kei-

nen tragbaren Gehalt an Kupfer. Kalbs-niere mit 0,5 Milligramm Kupfer ist er-wähnenswert, auch Gänsefleisch mit 0,4 Milligramm. Alles andere liegt – teil-weise deutlich – darunter. Während man also beim Eisen sagen kann: mitunter Le-ber, Milz, Lunge oder Fleisch von Tie-ren, welcher Sorte immer – und wenn man Eisen besonders braucht, sollte man besonders an das Schwein denken –, ist es beim Kupfer anders. Hier sind die Meeresprodukte generell überlegen, im tierischen Bereich nur durchbrochen von bestimmten Lebersorten, die dann allerdings Spitzenwerte aufweisen. Rin-der-, Hammel- und Kalbsleber, könnte man hinzufügen, sind auf beiden Gebie-ten stark, beim Eisen ebenso wie beim Kupfer.

Wer also Leber gerne ißt und zu-gleich kein Gichtanwärter ist, sollte sie gelegentlich in den Speiseplan einbau-en. Es ist die gleiche Empfehlung wie im Abschnitt über das Eisen: 2–4mal im Monat genügen. Immerhin speichert der Körper das erworbene Kupfer bis zu ei-nem gewissen Grad. Er braucht die

Kupfer in Leber

Leber 100 Gramm	Kupfergehalt Milligramm
Hammelleber	6,30
Gänseleber	4,90
Kalbsleber	4,40
Rinderleber	2,10
Schweineleber	0,85
Hühnerleber	0,32

Zufuhr nicht wirklich täglich, es geht auch in gezielten Etappen.

Milch und Eier sind keine starken Kupferlieferanten, auch nicht die Muttermilch. Der Säugling hat nur deshalb keine Schwierigkeiten, weil er von der Mutter für die erste Lebenszeit ein Kupfer-Depot mitbekommen hat. Diese Spende aus eigenem Material geht der Mutter natürlich ab. Deshalb müssen Frauen schon während und auch nach der Schwangerschaft für die Wiederauffüllung ihrer Depots sorgen. Man versucht es mit gezielter Ernährung, muß aber damit rechnen, daß diese Wiederauffüllung mit Ernährung allein de facto nicht immer zufriedenstellend gelingt. Nämlich ohne daß sich die Frauen zugleich dick essen.

Dann ist es völlig korrekt, auf Spurenelementezufuhr in Form von Tabletten oder Injektionen auszuweichen. Das befindet der Arzt, welcher mit Hilfe des modernen Labors feststellen kann, woran es mangelt und in welchem Ausmaß. Die Frauen müssen sich während der Schwangerschaft und der Stillzeit mehr als üblich darum kümmern, wie es in dieser Hinsicht um sie steht. Eine Blutabnahme klärt alles. Das ist besser, als das unnötige Risiko der erhöhten Infektanfälligkeit auf sich zu nehmen. Das, was wir unter „robuster Gesundheit" verstehen, wird durch eine Schwangerschaft auf jeden Fall erschüttert. Man muß etwas dagegen unternehmen – von selbst pendelt es sich nur allzuoft nicht ganz so richtig wieder ein.

Es gibt auch pflanzliche Produkte mit gutem oder sehr gutem Kupfergehalt. Allerdings hängt dieser sehr von

Kupfer in Hülsenfrüchten	
Hülsenfrüchte (getrocknet) 100 Gramm	Kupfergehalt Milligramm
Pferdebohnen	1,2
Sojabohnen	1,2
Weiße Bohnen	0,8
Linsen	0,7

den Kupfermengen des Bodens ab, auf dem die Pflanzen wachsen. Das gilt vor allem für die grünen Blattgemüsearten, welche aber 0,2 Milligramm Kupfer selten überschreiten. Lauch (0,3 Milligramm in 100 Gramm) und Spinat (0,2 Milligramm in 100 Gramm) stehen noch an der Spitze. Stärker, aber ebenfalls unverläßlich, weil bodenabhängig, sind die Pilze (Champignons im Durchschnitt 1,3 Milligramm Kupfer in 100 Gramm), des weiteren die Hülsenfrüchte (siehe Tabelle „Kupfer in Hülsenfrüchten"). Ebenso manche Getreidesorten, nämlich Hafer, Hirse und Buchweizen mit jeweils 0,7 Milligramm in 100 Gramm, dann folgen Roggen, Gerste und Vollreis mit 0,4 Milligramm.* Im Keim der Getreidesorten konzentriert sich das Kupfer. So weisen Weizenkeime einen Gehalt von 1,3 Milligramm in 100 Gramm auf, während das Weizenkorn in 100 Gramm nur 0,17 Milligramm Kupfer hat.

---

* Halbpolierter Reis: 0,19 Milligramm Kupfer in 100 Gramm; ganzpolierter Reis: 0,06 Milligramm Kupfer in 100 Gramm.

Kupfer in pflanzlichen Produkten

Produkt 100 Gramm	Kupfergehalt Milligramm
Pinienkerne	1,40
Haselnüsse	1,35
Pistazienkerne	1,17
Paranüsse	1,10
Pekanüsse	1,10
Oliven	0,46
Kastanien	0,43
Avocado	0,40
Walnüsse	0,30
Datteln	0,30
Erdnüsse	0,27
Feigen	0,25
Zum Vergleich:	
Birnen	0,13
Äpfel	0,08
Tomaten	0,10
Rüben*	0,08
Wurzeln*	0,08

* im Durchschnitt.

Einige weitere pflanzliche Produkte sind erwähnenswert. Es fällt auf, daß den besten Gehalt küstennahe Sorten haben. Die Haselnüsse scheinen eine eigenartige Ausnahme zu machen (siehe Tabelle „Kupfer in pflanzlichen Produkten").

Von praktischer Bedeutung ist der gute Kupfergehalt von Kakao. Er beträgt 3 bis 4 Milligramm in 100 Gramm. Auch in den verschiedenen Instant-Getränken mit Kakao befinden sich noch circa 1,2 Milligramm Kupfer in 100 Gramm. Letztere sind allerdings meist mit weißem Zucker gesüßt. Um ein hochwertiges Milch-Kakao-Getränk herzustellen,

das den Kindern auch schmeckt, könnte man sich jedoch der Melasse bedienen. Das ist der schwarzbraune zähe Rückstand, welcher bei der Zuckerfabrikation anfällt. Denn auch die Melasse hat einen beachtlichen Kupfergehalt: 1,9 Milligramm in 100 Gramm. Der Zuckergehalt der Melasse liegt bei 50 Prozent.

Kakao und Melasse sind überhaupt reich an Mineralien und Spurenelementen, wie die Tabelle auf Seite 40 zeigt. Um eine Vergleichsbasis zu haben, wurde Honig in die Tabelle mit aufgenommen. Das soll nicht den Anschein erwecken, daß der Wert des Honigs anzuzweifeln ist, sondern nur demonstrieren, wie stark Kakao und Melasse sind.

Melasse und unraffinierter (brauner) Zucker sind nicht das gleiche. Letzterer ist zwar gehaltvoller als der raffinierte (weiße) Zucker, reicht aber an Melasse nicht annähernd heran. Seine Werte ähneln, was Mineralien und Spurenelemente anbetrifft, eher jenen des Honigs.

Sowohl Melasse als auch Kakao besitzen einen guten Gehalt an Vitamin B_3, andere Vitamine des B-Komplexes sind in geringeren Mengen vorhanden. Es gibt aber mit Vitaminen angereicherte Handelsspezialitäten auf Kakaobasis. Für Kinder, aber auch für Erwachsene sind das ernstzunehmende Nahrungsmittel. Auf ihre Weise werten sie auf. Kakao enthält *Purine,* aber keine solchen, aus denen der Körper Harnsäure bildet. Ebensowenig wie Kaffee und Tee trägt er zur Entstehung der Gicht bei.

Im vorigen Abschnitt wurde erwähnt, daß in Gewürzen außergewöhnliche Eisenmengen enthalten sein kön-

Mineralien und Spurenelemente in Kakao, Melasse und Honig

Mineralien und Spurenelemente	Kakao	Melasse	Honig
		100 Gramm enthalten ... Milligramm	
Natrium	60	40	7
Kalium	2000	1500	51
Calcium	114	273	5
Magnesium	420	209	3
Mangan	3,5	0,04	0,03
Eisen	12,5	6,7	0,5
Kupfer	3,4	1,9	0,2
Zink	4	0,6	0,1
Phosphor	709	69	6

nen. Im Vergleich dazu ist ihre Armut an Kupfer auffallend. Basilikum und Majoran haben mit knapp über 1 Milligramm Kupfer in 100 Gramm noch am meisten. Alle anderen liegen zum Teil deutlich darunter. Die wichtigen Spurenelemente Zink und Mangan dagegen sind in den Gewürzen wieder überreichlich vertreten; sie sind bis hundertmal so dicht wie im Durchschnitt der übrigen (erntefrischen) Pflanzen. Es wäre demnach falsch, zu sagen, daß die Gewürze ein genereller Spurenelementelieferant seien. Zumindest bei Kupfer stimmt es nicht – dieses muß man sich schon von woanders herholen. Hier hat die Regel ihre Ausnahme, wie es ja überhaupt in der ganzen Ernährungslehre kaum eine Regel ohne kräftige Ausnahmen gibt.

Das Vitamin C

Seine Rolle, die es bei der Verhütung, beim Ablauf und bei der Ausheilung von Infekten spielt, ist gut bekannt. Während der Erkrankung und noch geraume Zeit nachher benötigt der Körper mehr von diesem Vitamin als in gesunden Zeiten, da der tägliche Verschleiß ansteigt.

Vitamin C wird in einer Reihe unterschiedlicher Gewebe gespeichert, besonders in den Hormondrüsen wie Nebenniere und Hirnanhangdrüse, in der Bauchspeicheldrüse, im Gehirn, in den Nieren und in der Milch. Von da wird es bei Bedarf an das Blut abgegeben. Eine Zeitlang kann man auf diese Weise Vitamin C nutzen, ohne es mit der Nahrung wirklich täglich nachzuführen. Im Blut ist das Vitamin C im Blutplasma und in den für die Infektabwehr so wichtigen weißen Blutkörperchen gelagert.

Bei völlig Vitamin-C-freier Ernährung sinkt der Gehalt im Blutplasma nach 4 Wochen unter den kritischen Wert, der bei der Infektverhütung eine gewisse Rolle spielt. Die weißen Blutkörperchen aber halten das Vitamin noch. Nach **20 Wochen** ist auch ihr Konto erschöpft. Das ist dann **der Zeitpunkt, von dem an der Körper Infekten hilflos ausgeliefert ist**: 20 Wochen, das ist ein Winter.

Es mag früher nicht selten vorgekommen sein, daß ein Mensch den ganzen Winter über weder Frischobst noch Frischgemüse, noch Gärgemüse – welches ebenfalls reich an Vitamin C ist – gegessen hat. Im Frühjahr dann ist ein Infekt, eventuell die Tuberkulose, ausgebrochen, von der sich der Mensch nie wieder erholt hat.

Die klassische Vitamin-C-Mangelerkrankung ist *Skorbut*. Die Krankheit war schon im Altertum bekannt, hauptsächlich bei Seefahrern, wurde aber meist nicht richtig eingeschätzt. Man hielt sie damals für eine ansteckende Geschlechtskrankheit. Erst im Jahre 1750 entdeckte der englische Marinearzt Dr. James Lind, daß man diesen Skorbut mit Zitronen, welche man auf die Reise mitnimmt, verhindern kann.

Tatsächlich genügen auch kleinste Mengen an Vitamin C, nämlich 10 Milligramm im Tag (2 Spalten Orangen oder Zitrone), um einen bereits ausgebrochenen Skorbut zu heilen! Und 45 Milligramm Vitamin C im Tag genügen, um einen ausreichenden Vitamin-C-Bestand im Körper aufrechtzuerhalten. Wenn ein Infekt allerdings droht oder bereits ausgebrochen ist, dann ist es angebracht, die Mengen zu erhöhen, da ja der Verschleiß größer wird. Und zwar mit fortlaufender Dauer eines Infekts um immer größere Raten. Das hat den zweifachen Nobel-

preisträger Linus Pauling* dazu veranlaßt, das Vitamin bei Infekten in Riesendosen, sogenannten *Megadosen*, zu empfehlen. 1 000 Milligramm am Tag und mehr. Solche Mengen kann man natürlich nicht mehr essen, das wären 2 000 Gramm frische Orangen oder 1 000 Gramm roher Rosenkohl.

Man kann das Vitamin C aber seit 1933 synthetisch herstellen; daher gelingt es, die Menge von 1 000 Milligramm (= 1 Gramm) in eine Tablette zu pressen. Zweifelsohne ist die Empfehlung von Linus Pauling in vielen Fällen sehr am Platze. Es gibt aber auch Stimmen, die von einer bedenkenlosen Anwendung so hoher Dosen warnen. Die Bildung von Nierensteinen kann dadurch gefördert werden, auch wird eine *mutagene* Wirkung solcher Überdosen von Vitamin C für möglich gehalten, das heißt, daß die Erbmasse beeinträchtigt werden kann. Besonders jüngere Menschen werden es sich überlegen, jeden Tag eine oder mehrere Vitamin-C-Tabletten zu essen, wie es in Amerika viele Menschen tun – die Anhänger von Dr. Atkins, der ebenfalls solche Überdosen empfiehlt, zählen ja auch dazu.

Die kritischen Stimmen kommen immerhin von Expertengruppen wie der American Medical Association und der Food and Nutrition Board der National Academy of Science. Jedenfalls gehört die Anwendung so hoher Dosen nicht in die Kompetenz von Ernährung und Diätetik, sondern in die der Pharmakologie bzw. der therapeutischen Medizin. Man

---

*   1954 Chemie, 1963 Frieden.

überlasse also dem Arzt die Entscheidung, ob im persönlichen Fall die gelegentliche Anwendung hoher Vitamin-C-Dosen angebracht ist oder nicht. In den meisten Fällen wird man in der täglichen Ernährung ausreichend Vitamin C finden. Untersuchungen haben ergeben, daß es heute zumindest in den wohlhabenden Ländern diesbezüglich keine Schwierigkeiten gibt. Jedoch:

�֍ In der zweiten Hälfte einer **Schwangerschaft** und während der **Stillzeit** ist der Vitamin-C-Bedarf auf knapp das Doppelte erhöht. Man hat auch bei Frauen, welche die „**Pille**" nehmen, chronisch niedrige Werte an Vitamin C im Blutplasma und in den weißen Blutkörperchen gefunden.

Man ist sich heute noch nicht sicher, ob das auf einen erhöhten Verschleiß an Vitamin C durch die „Pille" zurückzuführen ist oder auf hormonbedingte Verlagerung in die eigentlichen Depots. Solche Verlagerungen vom Blut in die Gewebe und zurück gibt es nämlich auch im Rahmen des normalen Monatszyklus der Frau. Immerhin wissen die meisten Frauen, daß sie gegen Ende des Zyklus anfälliger sind. Hier also wäre ein vermehrtes Beachten ausreichender Vitamin-C-Zufuhr besonders angebracht.

Schließlich gibt es, unter dem Einfluß der Nebenniere offenbar, auch Tagesschwankungen am aktiven Vitamin C im Blut. Man kennt die Rhythmen noch nicht genau, aber es kann sein, daß weitere Forschungen über tageszeitabhängige Mehr- oder Minderempfindlichkeit,

Vitamin C in Gemüse	
Gemüse	Vitamin-C-Gehalt
100 Gramm	Milligramm
Brennessel	210
Petersilie	170
Paprikaschote	130
Gartenkerbel	120
Grünkohl	120
Meerrettich	120
Brokkoli	110
Rosenkohl	100
Blumenkohl	80
Gartenkresse	70
Kohlrabi	50
Rotkohl	50
Weißkraut	50
Wirsingkohl	50
Spinat	50
Chinakohl	40
Kohlrübe	40
Löwenzahnblätter	40
Fenchel	30
Mangold	30
Radieschen	30
Rettich	20
Schnittlauch	20
Zucchini	20
Tomate	20
Kopfsalat	20
Kartoffel	20

einen Infekt aufzuschnappen, weitere Aufschlüsse bringen.

✖ Auch **Raucher** haben einen höheren Vitamin-C-Bedarf, sollten also besonders vorsorgen.

Vitamin C kommt in fast allen Früchten und Gemüsen ausreichend vor, in manchen sogar überreichlich. Das Vitamin ist allerdings leicht zerstörbar. Bereits die geringsten Mengen von Alkali *(Natriumbikarbonat, Natriumkarbonat* als Speisesoda oder in Back- und Brausepulver) machen es völlig unwirksam. Verluste treten auch auf bei Sauerstoffzutritt und durch Erhitzen. Durch Kochen wird das wasserlösliche Vitamin überdies ausgeschwemmt. Wenn man Kartoffeln schält, zerschneidet und sie kocht, dann hat man alle drei dieser wertmindernden Vorgänge. Dementsprechend sind die Verluste auch hoch. Wenn man aber die Kartoffel in der Schale kocht, dann kommt es zu keinem Sauerstoffzutritt, auch zu keinem Ausschwemmen der wasserlöslichen Substanzen, etwa von Vitamin C.* Deshalb besitzt eine in der Schale gekochte Kartoffel noch fast zwei Drittel des vorher vorhandenen Vitamin-C-Werts.

Auch Lagerung bedingt Verluste, allerdings sehr unterschiedlicher Größe bei den verschiedenen Pflanzen. Je fester die Fruchtschale, desto geringer die Verluste. Deshalb halten Zitrusfrüchte, Mango, Papaya, Kiwi, aber auch Kartoffeln, Äpfel und Birnen, wenn sie gut und unverletzt eingelagert sind, ihr Vitamin C über geraume Zeit. Kartoffeln weisen noch nach 9 Monaten Lagerung ein Drittel des bei der Ernte vorhanden gewesenen Vitamin C auf!

Vitamin C in Obst	
Obst	Vitamin-C-Gehalt
100 Gramm	Milligramm
Hagebutte	bis 1000
Sanddorn	450
Johannisbeere, schwarz	140
Kiwi	60
Papaya	60
Erdbeere	60
Orange	50
Johannisbeere, rot	50
Zitrone	50
Grapefruit	40
Mango	40
Stachelbeere	40
Mandarine	30
Passionsfrucht	20
Apfel	10
Birne	10

✂ Durch **Tiefkühlen** treten nur geringe Vitamin-C-Verluste auf. Durch den Tiefkühlprozeß selbst werden etwa 20 Prozent des vorhandenen Vitamin C inaktiviert. Die verbleibenden 80 Prozent halten sich, bei einwandfreier Tiefkühllagerung, monatelang.

Man kann also heute auch einen gesteigerten Vitamin-C-Bedarf leicht decken. Dabei wird man besonders auf jene Früchte achten, die man auch roh zu essen gewohnt ist: Petersilie, Paprikaschoten, Meerrettich, Radieschen, Rettich, Salate und natürlich die Obst- und Beerensorten.

Durch eine geeignete Verarbeitungsweise kann man den Vitamin-C-Gehalt steigern: Bei der Herstellung von Gär-

---

*   Auch die B-Vitamine sind wasserlöslich, alle Mineralien und Spurenelemente sowie eine ganze Reihe weiterer wertvoller Stoffe wie *Flavonoide* und *Anthocyane.* Sie alle sind durch übertriebenes oder falsches Kochen gefährdet.

gemüsen wie Sauerkraut kommt es mit Hilfe der beteiligten Mikroorganismen zur Neubildung von Vitamin C. Am Ende der zweiten Woche der Vergärung enthält Sauerkraut doppelt soviel Vitamin C als das erntefrische Weißkraut, aus dem es hergestellt wurde. Die Mengen halten sich dann über Monate. Deshalb konnte man mit Sauerkraut bei längeren Schiffsreisen die gefürchtete Vitamin-C-Mangelkrankheit Skorbut verhindern.

In tierischen Produkten ist das Vitamin C seltener vertreten, in Milch etwa 20 Milligramm pro Liter. Ansonsten nur im frischen Blut von Schlachttieren und in der rohen Leber in größeren Mengen. Die Indianer wußten das. Sie kannten den Skorbut und beugten mit in Wasser eingeweichten Fichtennadeln und Flechten vor. Wenn das nicht reichte, tranken sie das Blut und aßen die rohe Leber frischerlegter Tiere.

Andere unerläßliche Nährstoffe

Bisher kennt man etwa 60 von ihnen. Spurenelemente wie Eisen und Kupfer, Mineralien wie Calcium und Phosphor, die Vitamine, bestimmte Eiweißbausteine und bestimmte Fettsäuren. Sie alle spielen eine wichtige Rolle beim klaglosen Ablauf unserer Körperfunktionen und sind am Aufbau von Widerstandskraft und Immunität beteiligt. Für die meisten dieser Nährstoffe besteht bei der landesüblichen Kost in den wohlhabenden Ländern keine besondere Mangelgefahr. Bemerkenswerte Ausnahmen sind (wie in den vorhergehenden Abschnitten dargelegt) Eisen und Kupfer.

Ansonsten wiegen in den wohlhabenden Ländern Überflußschäden bedeutend schwerer. Auf bestimmte Binnenländergebiete beschränkt, hat es Mangelschäden sehr wohl gegeben, auch bei sonstigem Überfluß. In den Binnenländern nämlich ist der Spurenelementereichtum der Nahrungsmittel von der Konzentration der Spurenelemente im Grundwasser abhängig. So können einseitige Mängel entstehen. Doch hat man die Zusammenhänge zum Teil bereits entdeckt und durch ergänzende Maßnahmen ausgeglichen. Wie bei der Jodierung des Tafelsalzes oder bei der Fluoridgabe an Kinder bzw. der Fluorisierung des Trinkwassers, wenn dieses zuwenig enthält. 0,7 bis 1,2 Milligramm Fluorid pro Liter Trinkwasser bezeichnet man als optimal. So wurden mangelbedingte Kröpfe und Zahnschäden zurückgedrängt.

Andere Spurenelemente wie Selen werden verdächtigt, daß sie gebietsweise in einer ansonsten vollwertigen Ernährung fehlen könnten. In Mitteleuropa spielt das keine große Rolle. Hier gilt: Wenn man sich landesüblich ernährt, von **allen** angebotenen Nahrungsmitteln vernünftigen Gebrauch macht und Genußmittel wie Alkohol oder Zucker, welche den Bedarf an Spurenelementen oder Vitaminen hinaufschrauben, nicht überzieht, dann sind größere Mangelschäden nicht zu erwarten. Man kann, wenn man sich an die landesübliche Kost hält, den größten Teil der notwendigen Nährstoffe auch in nur 2 000 täglichen Kalorien (= circa 8 400 Joules) verpackt erhalten. Das ist die Menge, welche so manche Büroangestellte nicht überziehen darf, denn sonst wird sie dick. Hier aber sind die nationalen Küchen von Schweden, Finnland, Deutschland, Italien, Österreich, Schweiz, Frankreich usw. vollwertig. Das haben die Experten der WHO untersucht.

◆ Fehler treten erst auf, wenn man die eigentliche heimatliche Küche **verfälscht**, etwa aus dem Wohlstandsgedanken „Ich kann mir alles leisten" heraus – wenn man in Österreich mehr Mehlspeisen ißt, als im nationalen Speisefahrplan eigentlich üblich ist. Oder wenn man in Schweden zuviel Sill oder in Deutschland zuviel Eisbein ißt. Entweder wirkt ein über die Maßen genommenes Nahrungsmittel durch den vermehrten Anfall seiner Schlacken schädlich, oder es nimmt anderen Nahrungsmitteln ihren wichtigen Platz weg: Gewöhnlich ist beides der Fall: Überfluß spezieller Schadschlacken auf der einen Seite und Fehlen spezieller Nährstoffe auf der anderen.

◆ Fehler treten auch dann auf, wenn man irgendeiner **einseitigen** Ernährungsvorstellung nachhängt. Allzu strengem Vegetarismus etwa – dann mangelt es außer an Eisen und Kupfer auch an Kobalt und Zink, wenn wir uns nur auf die Aufzählung der mangelnden Spurenelemente beschränken wollen.

◆ Überlang ausgedehnte **Einformdiäten**, bei denen man sich auf eine kleine Anzahl an Nahrungsmitteln beschränkt, führen ebenfalls letztlich zum Mangel an dem einen oder dem anderen wichtigen Stoff.

Die Grundsymptome sind dann immer die gleichen: Müdigkeit, Abgeschlagenheit, Verlust der Kondition, geminderte Widerstandskraft gegen Infekte. Körperfunktionen sind gestört, **den Krankheiten sind Tür und Tor geöffnet.**

Man sollte auch jeder Ernährungsvorstellung aus dem Wege gehen, welche allzu viele natürliche Produkte ausschließt, wie die Makrobiotik nach Oshawa, welche Kartoffeln, Gurken, Tomaten, Erbsen, Paprikaschoten, Pilze, Spargel, Fleisch und dazu noch die Milch ablehnt. Das muß letztlich schief ausgehen. Ernährungslehren, welche allzuviel eßbare Produkte ausscheiden, sind ebenso mit einem Risiko für die Gesundheit behaftet, wie solche, die sich allzusehr auf ein Einzelprodukt bzw. eine Produktgruppe verlassen.

✂ Das Sicherste ist die Wahrung einer **möglichst breiten** Ernährungsbasis. Nur so kann man sich auch gelegentliche Schwachstellen, z. B. Weißbrot, erlauben, weil man das entstehende Loch dann mit den Überschüssen anderer Sortenbereiche wieder auffüllen kann.

Im Falle Weißbrot sind das die kalorienarmen Gemüsesorten, wie Blattgemüse, Gemüsefrüchte, Zwiebeln, Wurzeln, Rüben und Rettiche sowie die Milch. Man kann es fast wie eine Faustregel ansehen: Wenn man ein Hauptnahrungsmittel, wie Brot, in seinem ernährungsphysiologischen Gehalt durch Raffinieren entwertet, dann braucht man zumindest zwei der anderen großen Sortenbereiche, um den Fehler zu kompensieren.

Da es nun durchaus vorkommt, daß jemand nur Weißbrot verträgt oder einfach bevorzugt, ist das Wissen um die ergänzenden Nahrungsmittelgruppen von großem Wert. Auch darf man nicht vergessen, daß in romanischen Ländern praktisch nur Weißbrot gegessen wird, ohne daß die Menschen dort kränker oder krankheitsanfälliger sind als anderswo. Allerdings sind das auch die Länder der besonderen Milch- und Käsespezialitäten und der zahlreichen Gemüsesorten. Dazu der regelmäßige Gebrauch von Meeresprodukten – das gleicht die durch den chronischen Weißbrotverzehr entstehenden Mängel doch recht gut aus. Diese ergänzenden Nahrungsmittelgruppen braucht man allerdings jetzt nicht nur, um satt zu werden, sondern vermehrt auch, um Schaden zu verhindern. Ißt man freilich gleich von vornherein Vollkornbrot, dann muß man sich über derlei flankierende Maßnahmen nicht so viele Gedanken machen.

Wer Vollkornbrot ißt, der führt sich zwar nicht alle Stoffe zu, die der Körper braucht; man muß auch Vollkornbrot ergänzen. Aber in vieler Hinsicht ist Vollkornbrot „komplett", das heißt, es ist mit einer Reihe von Spurenelementen, Mineralien und Vitaminen so weit gesättigt (nicht mit allen), daß es wenigstens seine eigenen Kalorien verarbeiten kann. Man könnte sagen, die Ziegel bringen sich einen guten Teil des zu ihrer Aufarbeitung nötigen Mörtels selbst mit und müssen sich nicht allzuviel von anderswo ausborgen.

Echte Überschüsse hat Vollkornbrot, gerade weil es sehr gut abgestimmt ist, aber auch wenige. Etwa beim Spurenelement Mangan, beim Mineral Phosphor und beim Vitamin B_1. An diesen Stoffen besitzt es mehr, als es zur Verwertung der eigenen Kalorien benötigt. Hier kann es anderen Nahrungsmitteln, denen es daran von Natur aus eher mangelt, sogar aushelfen. Den tierischen Produkten zum Beispiel, welche selbst wenig Mangan enthalten, den Fetten und Ölen, die wir in der Küche verwenden, denn die sind ausgesprochen phosphorarm (Phosphor ist aber unter anderem für die Verwertung von Fetten und Fettsäuren in unserem Körper von großer Bedeutung). Auch manchen Früchten, wie den Rosinen, die im Verhältnis zum Zuckergehalt wenig Vitamin B_1 besitzen, kann Vollkornbrot damit aushelfen.

Anders bei Weißbrot. Bei einem Ausmahlungsgrad von 75 Prozent (Vollkornbrot 98 Prozent) gehen bereits 60 Prozent des Phosphors verloren, 70 Prozent des Vitamin B_1 und über 90 Prozent des Mangans. Bei feineren Mehlsorten sind die Verluste entsprechend höher. Man muß beim Weißbrot also auch dort ersetzen, wo das Vollkornbrot besonders stark war. Doch es ist möglich!

◆ Den **Phosphor-Verlust des Weißbrots** gleicht man durch Nahrungsmittel mit Phosphorüberschuß aus: mit Milchprodukten, Eiern, Fleisch, Nüssen, Hülsenfrüchten.

◆ Den **Vitamin-B_1-Verlust** durch Tierleber, Schweinefleisch, Bierhefe, Kerne (Sonnenblumen, Pinien), Nüsse (Haselnüsse, Pekanüsse), Kastanien, Hülsenfrüchte.

◆ Den **Mangan-Verlust** durch manche Gemüsesorten (rote Bete, grüne Erb-

sen, Wirsingkohl, Kresse, Löwenzahn-
blätter, Kopfsalat, Feldsalat, Mangold,
Zwiebel), Heidelbeeren, Hülsenfrüchte,
Nüsse, Kastanien, grüne und getrocknete Gewürze, auch Kakao.

Man sieht, es gibt breite Möglichkeiten
für Ergänzung, nur muß man davon Gebrauch machen. Auch eine andere Über-
legung sollte angestellt werden: Das
Vollkorn – jedes Korn ist calciumarm.
Die logische Ergänzung sind die Milchprodukte. Deren Nutzung ist gerade
dann von besonderem Wert, wenn man
auch Körner ißt – das ist ja in den meisten Ländern der Welt der Fall. Der
Calcium-Verlust bei Weißbrot gegenüber Vollkornbrot beträgt circa 50 Prozent, das heißt, Weißbrot ist hier noch er-
gänzungswürdiger als Vollkornbrot,
oder, anders ausgedrückt: Wer Körner
und Kornprodukte ißt, sollte auch an
Milch und Milchprodukte denken. Wer
bevorzugt Weißbrot und Weißmehlpro-
dukte ißt, sollte noch entsprechend mehr
an Milch und Milchprodukte denken. Da
das Defizit größer geworden ist, braucht
man mehr Material, um es abzudecken.

Es haben wohl auch manche wenige
Gemüsesorten gute Calcium-Mengen
(Kohlsorten, Brennessel, einige Salate,
Wurzeln, Rüben und Zwiebeln), aber
auf diesem Gebiet ist die Milch mit ihren
Produkten konkurrenzlos. Ihr Calcium
ist auch gut verwertbar – etwa ein Viertel
des von der Kuhmilch aufgenommenen
Calciums kann der Körper in Baumaterial umsetzen. Deshalb braucht man
auch nicht viel. 1/4 Liter Milch im Tag
bzw. die daraus gemachten Käsesorten

entbinden der gröbsten Calciumsorgen
(Weißbrotesser, wie erwähnt, benötigen
mehr). Es sei darauf besonders hingewiesen, da das Calcium eine große Rolle
spielt – auch beim Aufbau und der Erhaltung der Widerstandskraft gegen Infekte, aber auch gegen allergische Einflüsse.

Die Verteilung der
unerläßlichen Nährstoffe
in den Nahrungsmitteln

Die Nutzung der breiten Basis

Wenn wir die für unsere Widerstandskraft wichtigsten essentiellen Nährstoffe
auf ihre Repräsentanz in den verschiedenen Nahrungsmitteln hin untersuchen,
dann kommt man neuerlich zu dem
Schluß: Die sicherste Methode, sich
vollwertig zu ernähren, ist die Nutzung
der breiten Basis, das Miteinbeziehen aller Nahrungsmittelgruppen. Sogar über
die Grenzen des eigenen Landes hinaus.

Man weiß, daß die Japaner von allen
größeren Nationen die wenigsten Kröpfe der Welt haben und am wenigsten unter Kupfermangel leiden. Der Grund:
Sie essen verhältnismäßig viel Meeresfrüchte, tierischer wie pflanzlicher Art.
Also machen wir es ihnen im kleinen
Maßstab nach, solange die Zeiten es erlauben. Wir wissen aber auch, daß die
Japaner die meisten Hochdruckkrank-
heiten der Welt haben. Der Grund: Weil
sie zuviel Natrium in Form von Gesal-
zenem essen. Früher haben sie es noch
weggeschwitzt. Aber auch in Japan be-

wegen sich heute die Menschen bei weitem nicht mehr so, wie es früher notwendig war; ihre salzreiche Kost aber haben sie beibehalten. Das also machen wir ihnen nicht nach.

Wir wissen des weiteren, daß viele Italiener und Franzosen fast nur Weißbrot und Weißmehl-Teigwaren kennen. Weil sie aber zugleich große Gemüse-, Salate-, Obst- und Käseesser sind, erleiden sie nicht unbedingt Mängel. Skandinavier, die nicht so viel Gemüse, Obst und Milchprodukte zu essen gewohnt sind, sollten besser bei ihren Vollkornsorten bleiben. Wir wissen, daß der im Karakorum lebende Bergstamm der Hunza gesund und zäh lebt – mit Getreide, Kartoffeln, Aprikosen, etwas Ziegenmilch und wenig Fleisch – bei viel Arbeit und in durchschnittlich 2 000 Metern Seehöhe. Was wir nicht wissen, ist, wie viele von ihnen im Laufe eines mehr als 2 000 Jahre währenden Ausleseprozesses an den schwierigen Bedingungen gestorben sind.

Das gleiche gilt für die Eskimos in Labrador. Von ihnen gibt es etwa 1 500 (Hunza gibt es 40 000); sie ernähren sich vorwiegend von tierischen Produkten, fast gegensätzlich zu den Hunzas. Sie sind recht gesund und abgehärtet. Doch darf man von ihnen nicht auf uns schließen und die jeweils einseitige Ernährung dieser Kleinvölker auch unsereinem empfehlen. Das wurde getan. Beide Völker aber, die Hunza im Karakorum ebenso wie die Eskimos am Polarkreis, haben kaum mit unseren Infekterregern zu tun. Die Verschleißquoten sind bei ihnen andere. Man kann, wie das verschiedene

Forscher erprobt haben, in ihren Ländern auf ihre Weise auch als Fremder gut leben. Das wird gerne als Argument für einseitige Ernährungsformen angeführt. Doch sollte man keine falschen Schlüsse ziehen. Für Hunzas und für Eskimos ist ein für uns harmloser Schnupfen oft tödlich. Wenn dieser Umstand auch nicht von speziellen Ernährungsgewohnheiten abhängig ist, zeigt er doch, daß die grundsätzliche Vergleichsbasis fehlt.

Auch darf man nicht von einem bestimmten Nahrungsmittel, wie es einst war, auf dasselbe, wie es heute ist, schließen. So war der Mais das bis zur europäischen Kolonisation einzige Getreide Amerikas und verdientermaßen Grundnahrungsmittel der Mayas, Inkas und Azteken. Dieser Mais aber hatte, wie die Analysen von Funden gezeigt haben, einen ganz anderen ernährungsphysiologischen Wert als der Mais, den wir heute anbauen und nutzen. Der Mais der Indianer war deutlich eiweißreicher als unserer, das *Tryptophan*, ein wichtiger Eiweißbaustein, war in ihm ausreichend vorhanden, ebenso die Vitamine B_2, B_3, B_5 und B_6, nach A. Voisin sogar das Vitamin B_{12}. An all dem mangelt es unserem heutigen Mais. Dieser ist durch Hybridzüchtung zwar ertragreicher geworden, aber sein ernährungsphysiologischer Wert ist stark gesunken, und er hat die Potenz eines Grundnahrungsmittels verloren. Eiweißgehalt und -qualität sind stark gemindert, die erwähnten B-Vitamine fehlen oder sind nur unzureichend vorhanden.

Die Folge war *Pellagra*, eine Mangelerkrankung, welche überall dort auftrat, wo dieser „europäische" Mais als Grundnahrungsmittel eingesetzt wurde. In Rumänien, Bulgarien, Bessarabien und auch in Italien. Der Name kommt von „pelle agra", das heißt „rauhe Haut". Diese rauhe Haut ist nur ein Symptom der Krankheit, welche oft genug zum Wahnsinn und zum Tod geführt hat, bis im Jahre 1926 der Zusammenhang erkannt wurde. Die „Therapie" war dann einfach: In den betroffenen Gebieten wurden neben Mais auch andere Körner angebaut, und zugleich wurde der Bevölkerung die Möglichkeit gegeben, vermehrt Milchwirtschaft zu betreiben. Die Ernährung wurde also auf eine breitere Basis gestellt, und die Krankheit war bald ausgerottet.

Die unerläßlichen Nährstoffe und ihre Quellen

Spurenelemente

◆ **Chrom.** Tagesbedarf: 20 Mikrogramm. Bedeutung: Zuckerstoffwechsel. Quellen: Vollkorn, Hefe, Fleisch.
◆ **Eisen.** Tagesbedarf: Männer 10 Milligramm, Frauen 20 Milligramm. Bedeutung: Blutbildung, Widerstand der Gewebe. Quellen: Leber, Fleisch, Eigelb, Hefe, Gewürzpflanzen, manche Blattgemüse, Nutzungsgrad bei tierischen Produkten deutlich besser (siehe auch Seite 31 ff).
◆ **Fluor.** Tagesbedarf: 1 Milligramm. Bedeutung: Zähne, Wachstum. Quelle: Trinkwasser.
◆ **Jod.** Tagesbedarf an Jod: 130 Mikrogramm. Bedeutung: Schilddrüse, Intel-

lekt, Wachstum. Quellen: Meeresfrüchte (tierisch und pflanzlich), Meeresvollsalz, jodiertes Tafelsalz (BRD: 5 Mikrogramm Jod / 1 Gramm Tafelsalz; USA: 76 Mikrogramm Jod / 1 Gramm Tafelsalz!).
◆ **Kobalt.** Tagesbedarf: unter 1 Mikrogramm. Bedeutung: Bestandteil von Vitamin B_{12}. Quellen: Leber, Fleisch, Eigelb, Meeresfrüchte, Krusten- und Schalentiere.
◆ **Kupfer.** Tagesbedarf: 2 Milligramm. Bedeutung: Blutbildung, Widerstand gegen Infekte, elastische Fasern. Quellen: Leber, Krusten- und Schalentiere, Meeresfrüchte, Hülsenfrüchte, Kerne, Weizenkeime, bestimmte Nüsse, Kakao, Melasse (siehe auch Seite 34 ff).
◆ **Mangan.** Tagesbedarf: 2 Milligramm. Bedeutung: breite Wirkung für Wachstum und Widerstand. Quellen: Gemüsesorten, Hülsenfrüchte, Nüsse, Kastanien, Heidelbeeren, Gewürzpflanzen, Kakao
◆ **Molybdän.** Tagesbedarf: circa 100 Mikrogramm. Bedeutung: Stoffwechsel. Quellen: Hülsenfrüchte, Vollkorn.
◆ **Zink.** Tagesbedarf: 15 Milligramm. Bedeutung: Zuckerstoffwechsel, allgemeiner Widerstand, wichtiges Baumaterial (Haare, Haut). Quellen: Fleisch, Fisch, Krusten- und Schalentiere, Eigelb; Milchprodukte, Nüsse, Kerne und Körner, Hülsenfrüchte, Gewürzpflanzen; aus Pflanzen läßt sich das Zink schwer herauslösen, aus tierischen Produkten gut.

Es gibt noch weitere Spurenelemente, von denen manche erst in jüngerer Zeit entdeckt wurden: Selen, Nickel, Vanadium, Zinn. Auch sie spielen eine (zum Teil noch nicht erforschte) Rolle bei Aufbau und Erhaltung der Widerstandskraft. Zum Teil weiß man nicht einmal sicher, welche Nahrungsquellen sich am besten eignen. Um so mehr ein Grund, auf möglichst breiter Basis zu essen. Auch möglichst unzerteilt. Denn sonst kann es wirklich einmal geschehen, daß man Weißbrot gegessen hat, und der benötigte Stoff wurde mit der Kleie entfernt.

✖ Bei manchen Spurenelementen gibt es auch **Schäden durch Überdosierung**:
◆ **Fluor.** Bei jahrzehntelanger Zufuhr von über 8 Milligramm Fluor täglich können Schäden auftreten: fleckiger Zahnschmelz, Störungen des Knochenaufbaues. Das kommt in Gegenden mit extremem Fluoridgehalt des Trinkwassers vor, in Indien, in Südafrika, im Panhandle-Gebiet in Texas. In unseren Gegenden besteht diese Gefahr nicht. Die übliche Fluoridgabe an Kinder beträgt im Durchschnitt 0,5 Milligramm bis zum Alter von 3 Jahren und 1 Milliramm ab diesem Alter. Auch damit kann man keine Überdosierung erzeugen.
◆ **Kobalt.** Trinker von Bier, dem Kobaltsalz zur Stabilisierung beigefügt ist, können Vergiftungen erleiden, da gleichzeitiger Alkoholkonsum die schädliche Wirkung der Kobaltüberdosierung auf Zellen und Nervensystem verstärkt.

Mineralien

◆ **Calcium.** Tagesbedarf: 1 Gramm. Bedeutung: Auf- und Umbau des Knochens und der Zähne, Funktionstüchtigkeit der Muskulatur, Blutgerinnung, Infektschutz. Quellen: Milch und Milchprodukte; ferner Kohlsorten, Brennessel, Wurzeln, Rüben, Zwiebeln.
◆ **Kalium.** Tagesbedarf: 2,5 Gramm. Bedeutung: Aufrechterhaltung der Flüssigkeitsbilanz; Transport der Nährstoffe zwischen und innerhalb der Zellen; Muskel- und Nerventätigkeit; entwässernde Wirkung, dadurch die Giftstoffausscheidung. Quellen: alle pflanzlichen Produkte; im Verhältnis zu den mitgebrachten Kalorien besonders stark sind: pflanzliche Gewürze, Fenchel, Gartenkresse, Mangold, Feldsalat, Spinat, Kohlsorten, Kartoffeln, Kürbis, grüne Bohnen; Aprikosen, Avocado, Holunderbeeren, Johannisbeeren, Melonen, Trauben.
◆ **Magnesium.** Tagesbedarf: 350 Milligramm. Bedeutung: aktiviert körpereigene Enzyme; beteiligt an der Regulation der Körpertemperatur; Funktionstüchtigkeit der Muskulatur. Quellen: Körner, Kerne, Hülsenfrüchte, Nüsse, Blattgemüse, Gewürzpflanzen, Hefe, Kakao, Melasse.
◆ **Phosphor.** Tagesbedarf: 1 Gramm. Bedeutung: mit Calcium für Auf- und Umbau von Knochen und Zähnen verantwortlich; Verwertung von Fetten und Fettsäuren. Quellen: Fleisch, Fisch, Eier, Milchprodukte, Körner, Kerne, Nüsse, Hülsenfrüchte.
◆ **Schwefel.** Tagesbedarf: unter 1 Gramm. Bedeutung: Bestandteil von Ei-

weißbausteinen, insbesondere *Methionin* und *Cystin*, mit diesen wird es dem Körper zugeführt; Aufbau von Hornsubstanz. Quellen: Fleisch, Fisch, Eier, Milchprodukte, Kohlsorten, Körner, Kerne, Nüsse.

Es gibt noch weitere Mineralien – so das Natrium und das Chlor –, doch haben diese insofern eine Sonderstellung, als sie die Hauptbestandteile des Salzes sind. Die Mengen, die man täglich benötigt, werden durch das gewohnheitsmäßige Salzen der Speisen in den Industrieländern meist deutlich überboten.

Ein Mensch, der nicht sehr stark schwitzt (Büroangestellter), braucht – nach den Untersuchungen der WHO – nicht mehr als 3 Gramm Kochsalz *(Natriumchlorid)* pro Tag. In Wirklichkeit sogar weniger (0,6 Gramm), da sich der Körper mit seiner Ausscheidung auf die eingenommenen Mengen bis zu einem gewissen Grad einstellen kann. 3 Gramm Kochsalz enthalten 1,2 Gramm Natrium und 1,8 Gramm Chlor, das entspricht dem Gewichtsverhältnis (4:6) der beiden Atome. Die übliche europäische und amerikanische Kost aber enthält zwischen 6 Gramm und 18 Gramm Kochsalz täglich, die japanische sogar bei 27 Gramm und mehr. Die „Deutsche Gesellschaft für Ernährung" empfiehlt, eine Menge von 10 Gramm Kochsalz im Tag nicht zu überschreiten – aus Rücksicht auf die Gefahr einer Blutdruckerhöhung. Viele werden ihre Kochsalzzufuhr also überdenken müssen.

Bei Natriumverlusten durch starkes Schwitzen allerdings muß man für Ersatz sorgen. 1 Liter Schweiß enthält im Durchschnitt 1,5 Gramm Natrium. Das würde 3,75 Gramm Kochsalz entsprechen, wollte man den Natriumverlust wieder mit Kochsalz ausgleichen. Chlorverluste treten bei starkem Erbrechen auf, da das Chlor hier mit der Magensalzsäure verlustig geht.

Ab einem gewissen Chlormangel erhält sich das Erbrechen von selbst: Chlormangel-Erbrechen – weil man zuwenig Chlor hat, erbricht man weiter und verliert weiterhin Chlor. Ein typischer Circulus vitiosus, ein schadenbedingter **und** schadenbereitender Kreislauf. Bei Kindern kommt solches gelegentlich vor. Hier kann man das Erbrechen durch gesalzene Breie oft genug unterbrechen (stets den Arzt fragen!). Ansonsten aber sind Natrium- oder Chlormängel eher selten.

Der Natriumgehalt der Nahrungsmittel, so wie sie sind, ist auch denkbar gering. Nur sehr wenige haben mehr als 0,1 Gramm (=100 Milligramm) in 100 Gramm ihrer Substanz: Sellerie 100 Milligramm, Dill 110 Milligramm, Eier 150 Milligramm (1 Ei 75 Milligramm). Am höchsten steht die Rinderniere mit 200 Milligramm, also 0,2 Gramm Natrium. Das sind Mengen, die man vernachlässigen kann. Der gefährlichste Natriumlieferant ist das Salz. Steinsalz oder Meeresvollsalz sind in dieser Hinsicht gleich. Auch „vegetabile Salze" stehen, was den Natriumgehalt anbetrifft, nicht weit nach, da sie gewöhnlich auf der Basis von Stein- und Meersalz hergestellt sind. Trotzdem sind letztere empfehlenswert (siehe Tabelle).

Im **Meeresvollsalz** befinden sich außer Chlor und Natrium folgende weitere **Mineralien und Spurenelemente,** hier in der Reihenfolge ihrer Konzentration:

1. Magnesium	13. Lithium
2. Schwefel	14. Phosphor
3. Calcium	15. Barium
4. Kalium	16. Jod
5. Brom	17. Arsen
6. Kohlenstoff	18. Eisen
7. Strontium	19. Kupfer
8. Bor	20. Zink
9. Silicium	21. Blei
10. Fluor	22. Uran
11. Aluminium	23. Vanadium
12. Rubidium	24. Gold

Die letzten allerdings nur mehr in milliardstel Gramm pro Kilogramm Meeresvollsalz. Bei vegetabilen Salzen auf Meeresvollsalzbasis kommen noch die Mineralien und Spurenelemente der verwendeten Pflanzen hinzu. Das ist natürlich mehr als bei raffiniertem Tafelsalz mit Jodidzusatz. In diesem Zusammenhang ist noch beachtenswert, daß bei fabrikmäßig hergestellten Fertigmenüs (welche man nur zu erhitzen braucht) häufig unjodiertes Tafelsalz verwendet wird.

Vitamine

◆ **Vitamin A.** Tagesdosis: 5000 I E (Internationale Einheiten) = 1,5 Milligramm *Retinol.* Bedeutung: Schutz von Haut und Schleimhäuten gegen Infekte und andere Belastungen; Sehvermögen (Dämmerungs- und Dunkelsehen). Knochenwachstum. Quellen: Tierleber, Ei-

gelb, Vollmilchprodukte (Butter, fette Käse), Möhren, Süßkartoffeln (Bataten), Brennessel, Grünkohl, Spinat, Mangold, Kresse, Kerbel, Feldsalat, Löwenzahn, Petersilie, Schnittlauch; angereichert in Margarinen, Ovomaltine.

◆ **Vitamin B₁.** Tagesdosis: 1,5 Milligramm. Bedeutung: Funktion des Nervensystems, Herzschlag, psychische und körperliche Widerstandskraft. Quellen: Tierleber, Fleisch, Hefe, Algen, Körner, Kerne, Nüsse, Hülsenfrüchte, Edelkastanie.

◆ **Vitamin B₂.** Tagesdosis: 1,5 Milligramm. Bedeutung: allgemeine Widerstandskraft, Haut, Bindehaut. Quellen: Leber, Hefe, Eier, Milchprodukte, Fisch, grüne Blattgemüse.

◆ **Vitamin B₃.** Tagesdosis: 16 Milligramm. Bedeutung: fördert den Stoffwechsel der energieliefernden Nährstoffe: Fette, Eiweißkörper, Kohlenhydrate; Hautschutz, Schleimhautschutz. Quellen: Leber, Fleisch, Fisch, Muscheln, Hefe, Milchprodukte, Eier, ferner Körner mit Ausnahme von Mais, Hülsenfrüchte.

◆ **Vitamin B₆.** Tagesdosis: 2 Milligramm. Bedeutung: Bildung von Vitamin B₃ aus dem Eiweiß *Tryptophan;* Blutbildung, Zähne und Zahnfleisch. Quellen: Fleisch, besonders Schweinefleisch, Leber, Hülsenfrüchte, Körner, Kerne, Kartoffeln, Bananen.

◆ **Vitamin B₁₂.** Tagesdosis: 3 Mikrogramm. Bildung von roten Blutkörperchen im Knochenmark, Bildung von Zellkernmaterial, Wachstum, Widerstandskraft. Quellen: alle tierischen Produkte; Mikroorganismen – deshalb enthalten Gärgemüse geringe Vitamin-B$_{12}$-Mengen; künstlich angereichert in manchen Handelsprodukten für strenge Vegetarier.

◆ **Vitamin C.** Tagesbedarf: 45 Milligramm. Bedeutung: Widerstand gegen Infekte, Wundheilung, Eisenstoffwechsel, Eiweißstoffwechsel. Quellen: Gemüse und Früchte, in tierischen Produkten nur in frischer Leber und im Blut.

◆ **Vitamin D.** Tagesbedarf: 10 Mikrogramm. Bedeutung: Wachstum von Knochen und Zähnen, Blutbildung. Quellen: UV-Strahlen (der Sonne oder künstlicher Lichtquellen) bilden das Vitamin D unter der Haut; ansonsten Fischleber, Eigelb, Sommerbutter, Pilze.

◆ **Vitamin E.** Tagesbedarf: 10 Milligramm. Bedeutung: Zellschutz durch Verhinderung nachteiliger Sauerstoffaktivität, Erleichterung der Fettsäureaufnahme aus dem Darm. Quellen: Weizenkeime, pflanzliche Öle, Kerne, Nüsse, Hülsenfrüchte, Blattgemüse, Grünkohl, ferner Eidotter.

Es gibt noch weitere Vitamine. In der Vitamin-B-Gruppe das Vitamin B$_5$, die *Folsäure* – auch Vitamin BC genannt, weil hier ein B-Vitamin durch das Vitamin C aktiviert wird –, und das *Biotin,* früher Vitamin H genannt. Alle diese Vitamine sind sehr wichtig, Mängel aber sind selten, denn sie kommen in fast allen Nahrungsmitteln vor. Das Vitamin B$_5$ heißt auch *Pantothensäure.* Das Wort „Pantothen" bedeutet „weit verbreitet".

Dann das Vitamin K, das *Koagulationsvitamin.* Es ist für die klaglose Gerinnung des Blutes sehr wichtig. Auch dieses Vitamin ist in sehr vielen Nahrungsmitteln enthalten. Mehr eigentlich, als man braucht. Doch dreht es sich eher darum, ob unser Darm es aufnehmen kann oder nicht. Bei Mineralölvergiftungen oder bei anderen, meist seltenen Darmstörungen kann die Vitamin-K-Aufnahme gestört sein. Daran aber ist nicht die Ernährung schuld, sondern meist die entgleisten Bakterienverhältnisse im Darm. 100 Gramm Spinat zum Beispiel enthalten 40mal soviel Vitamin K, als ein Mensch im Tag benötigt. Doch hilft es bei den entsprechenden Blutgerinnungsstörungen wenig, viel Spinat zu essen; man muß in diesem Fall den eigentlichen, im Körper selbst gelegenen Ursachen nachgehen. Das macht der Arzt, der das Vitamin K, wenn es sein muß, auch spritzen und dadurch die Darmschwäche umgehen kann.

Darüber hinaus gibt es einige Stoffe, denen man zeitweise Vitamincharakter zugeschrieben hat, dann aber davon wieder abgekommen ist. Diese Stoffe sind dennoch von ganz besonderer Bedeutung für unser Wohlbefinden und für unsere Widerstandskraft. Sie sind – auch wenn sie keine eigentlichen Vitamine darstellen, sondern „nur" außergewöhnlich wirksame Moleküle – ein gutes Beispiel für die Notwendigkeit der breiten Basis in der Ernährung:

◆ Die **Orotsäure,** auch Vitamin B$_{13}$, kommt in der Milch vor, vor allem in deren wasserlöslichem Anteil, der Molke. „Oros" (griechisch) heißt „Molke", daher der Name. Die Wirksamkeit der Orotsäure kann man mit „Optimierung" umschreiben: Auch minderwertige Eiweißstoffe in der Nahrung werden mit Hilfe der Orotsäure zu hochwertigem Zellkernmaterial aufgebaut. Oder: Wer Schwierigkeiten hat, das Gegessene voll aufzunehmen – meist sind es ältere Menschen , kann das Wenige besser verwerten. Quellen: Milch, besonders Molke, auch Tierleber.

◆ Der **Anti-Ulkus-Faktor** (chemisch: das *Methylmethioninsulfoniumbromid,* auch Vitamin U) kommt in den Kohlsorten vor. Er besitzt eine stark entgiftende Wirkung und wurde klinisch gegen Magen- und Darmgeschwüre erprobt. Daher der Name Vitamin U (für „Ulkus"). Der Stoff ist hitzeempfindlich. Will man ihn nützen, dann sollte man eine kalte Zubereitungsform wählen – Kohlsalat, Kohlsaft, auch Sauerkraut. Er kommt in allen Kohlsorten, sonst aber kaum in der eßbaren Natur vor. Daher sind die praktisch einzigen Quellen die Kohlsorten.

◆ Das **Betain** und das **Cholin** werden auch den B-Vitaminen zugeordnet, obwohl eines von deren gemeinsamen Merkmalen fehlt: das Vorkommen in Tierleber, Hefe und Mikroorganismen. Beide, das Betain und das Cholin, haben einen günstigen Einfluß auf den Fettstoffwechsel der Leber – man setzt sie bei einer Leberverfettung auch therapeutisch ein. Das Cholin hat auch eine senkende Wirkung auf den erhöhten Blutdruck. Quellen für Betain: Zuckerrübe, Futterrübe, rote Bete, Mangold. Quellen für freies Cholin: Eier, Milch. Es gibt auch Cholin als Bestandteil der **Lezi-**

thine, das sind fettähnliche Stoffe mit kräftigender Wirkung für Gehirn und Nervensystem, welche außerdem den Transport von Fetten im Blut erleichtern und so der Arterienverkalkung entgegenwirken. Quellen für Lezithin: Eigelb, Innereien, Hefe, Hülsenfrüchte, insbesondere Soja.

◆ Die **mehrfach ungesättigten Fettsäuren** wurden ebenfalls lange als echtes Vitamin angesehen, und zwar unter der Bezeichnung Vitamin F. Heute werden sie meist unter dem Begriff *Polyensäuren* zusammengefaßt oder, auf Packungen, wenn der Gehalt eines Produktes an ihnen angegeben werden soll, auch mit dem Namen ihres wichtigsten Vertreters, der *Linolsäure.* Weitere sind die *Arachidonsäure,* die *Linolensäure* und die *Oktadekadiensäure.* Sie alle schützen den Körper gegen Infekte und gegen die Einflüsse einer ganzen Reihe von giftigen Substanzen. Ferner verbessern sie die Sauerstoffausnutzung, spielen eine wichtige Rolle beim Wachstum, bei der Regulation des Wasserhaushalts und beim Aufbau einer gesunden und widerstandsfähigen Haut. Schließlich regeln sie den Fettstoffwechsel selbst, indem sie eine Art Gegengewicht gegen die gesättigten tierischen und pflanzlichen Fette darstellen. Bei den Polyensäuren ist auch ein Tagesbedarf ermittelt worden: Es sollen 2 Prozent der Gesamtenergiezufuhr sein, das heißt circa 6–10 Gramm. Diese Mengen sind in 2 Eßlöffel eines hochwertigen Kern-, Keim-, Samen- oder Nußöls leicht enthalten. Man muß die Polyensäuren allerdings kalt genießen, denn beim Erhitzen werden sie entwertet. Quellen: Kerne, Keime, Samen, Nüsse bzw. die aus ihnen schonend hergestellten Öle; hochwertige Margarinen. Fruchtöle dagegen, wie Olivenöl oder Palmöl, und tierische Fette, wie Butter und Schmalz, enthalten nur sehr wenig Polyensäuren.

Heilpflanzen

Mittel zur Hebung der allgemeinen Widerstandskraft

Einige Heilpflanzen zeichnen sich dadurch aus, daß sie – oft neben irgendeiner speziellen Wirkung, die ihnen eigen ist – den Körper auch zur Hebung seiner allgemeinen Widerstandskraft anregen, gegen Infekte, gegen Viren, gegen Bakterien. Das geschieht auf verschiedenartige Weise. Durch Förderung von körperfreundlichen Vorgängen, durch Hemmung von körperfeindlichen, durch Verbesserung der Qualität unserer Regelsysteme, aber auch durch vermehrte Bildung und Ausschüttung von bestimmten Kampf- oder Aufbauzellen. Das alles ist intensiver Gegenstand einer Forschung, die noch lange nicht abgeschlossen sein wird – einiges recht Genaues weiß man aber bereits über die Wirkmechanismen der widerstandskrafthebenden Heilpflanzen.

Die Durchblutung in den wichtigen kleinsten Gefäßen, den *Kapillaren,* wird verbessert, Fehler in der Durchlässigkeit dieser Kapillaren – ein wesentlicher Faktor bei der Infektbereitschaft – werden bereinigt, die den Heilverlauf störende Schwellungen werden beseitigt. Die Wirkung von hilfreichen Stoffen wird verstärkt.

✶ So ist der Nutzeffekt von Vitamin C, welches man bei Grippe und Erkältungskrankheiten gerne vermehrt zuführt, bedeutend besser, wenn zugleich eine der hier beschriebenen Heilpflanzen verordnet wird. Man spricht von einer **Potenzierung der Wirkung.**

Andere Stoffe wieder, wie das Allergiemolekül *Histamin,* werden gehemmt. Hier, rund um das Histamin, scheint überhaupt ein wichtiger Frontabschnitt im Kampf des Körpers gegen Infekte zu sein. Die Heilkräuter setzen auch an mehreren Punkten an: Einerseits liefern sie Moleküle, welche in Form eines Gegenmittels, eines *Anti-Histaminikums* wirken, andererseits hemmen sie die Histaminbildung im Körper und schließlich seine Freisetzung, wenn es schon gebildet ist. Hier liegt ein guter Teil der entzündungshemmenden Wirkung dieser Pflanzen. Dabei hat sich, nach Untersuchungen der Forscher G. Vogel, M.-L. Marek und R. Oertner herausgestellt, daß diese Wirkung besonders stark in den ersten Stadien der Erkrankung ist, am Beginn der Grippe oder der Erkältung. Zu diesem Zeitpunkt übertreffen diese Heilkräuter in der Wirkungsstärke sogar das *Cortison* (dieses wieder greift in fortgeschrittenen, chronischen Stadien von Erkrankungen intensiver an).

✶ Folgerichtig sollte man die widerstandskrafthebenden Heilpflanzen **möglichst früh** einsetzen, schon bei den ersten Zeichen von Grippe oder Erkältung. Oder überhaupt **vorbeugend** – wenn man in Erfahrung gebracht hat, daß eine Grippewelle droht.

Über sinnvolle Mechanismen wird durch diese Pflanzen aber auch die Armee des Körpers gegen Eindringlinge mobilisiert. Blutkörperchen, welche eine Art Abfangjäger-Funktion haben, werden aus den Fabriken des Körpers geholt und in die Schlacht geworfen. Die Fabriken selbst werden mit Rohstoffen bevorzugt versorgt, um ihren Mehrauftrag erfüllen zu können. Dann gibt es Zellen, welche mehr in der Etappe arbeiten: das sind die *Fibroblasten*. Sie stabilisieren und „kultivieren" die durch die Kampftruppen wiedereroberten Gebiete. Sie lassen in das beschädigte Areal Gewebe einwachsen, welches wieder körperdienlich ist – Aufbau und Wiederherstellung der normalen Funktion, Ausheilung. Auch diese Fibroblasten werden von den widerstandskrafthebenden Heilpflanzen angeregt und unterstützt. Das haben Forschungen der letzten Jahre ergeben, speziell beim Sonnenhut.

Die Pflanzen haben eine Vielfalt von Inhaltsstoffen, die alle an der Wirkung beteiligt sind. Offenbar wirken sie nur in ihrer Gesamtheit und sind darüber hinaus auch empfindlich. Lindenblüten z. B. wirken nur dann effektvoll, wenn sie sofort nach dem Aufblühen geerntet werden, spätestens am vierten Tag. Ab dann, obwohl die Linden noch einige Zeit weiterblühen, verliert sich irgendeiner ihrer Stoffe, und die Blüten werden wirkungslos. Trocknen nach dem zeitgerechten Ernten aber schadet nicht.

Der Sonnenhut wieder verträgt kein Trocknen. Man muß aus der frisch geernteten Pflanze sofort einen haltbaren Extrakt bereiten. Wenn man das Material trocknet, für die Tee-Herstellung etwa, dann läßt die Wirkung deutlich nach.

Von den Inhaltsstoffen, welche an der Hebung der allgemeinen Widerstandskraft beteiligt sind, spielen die sogenannten *Flavonoide* eine bedeutsame Rolle. Das sind Pflanzenfarbstoffe, deren Bauprinzip im gelben Farbstoff der Färber-Eiche repräsentiert ist, im *Querzetin*. Daher auch der Name „flavo" (=gelblich). Allerdings sind sie nicht immer gelb. Viele Flavonoide sind überhaupt farblos, andere wieder blau (Kornblume) oder rot (Rose). Umgekehrt gibt es gelbe Heilpflanzen, deren Färbung nicht durch Flavonoide, sondern durch andere Farbstoffe bedingt ist, wie bei der Arnika. Dort ist es ein *Karotinoid*. Von der Farbe der Heilpflanze kann man nicht auf ihre Wirkung schließen – nicht einmal auf eine bestimmte Richtung von Wirkungen. Solche aus der Aberglaubenzeit der Kräuterkunde stammende Vorstellungen muß man fallenlassen.

Es gibt viele Flavonoide; eine besonderer Art sind die *Bioflavonoide*. So nennt man heute gerne in Form eines Sammelbegriffes jene Stoffe, die man früher als „Vitamin P" bezeichnet hat. Diese Bioflavonoide haben eine Reihe von Wirkungen, von der bereits erwähnten Durchblutungssteigerung der kleinsten Gefäße bis zum antiallergischen Prinzip. Eine besondere Wirkrichtung soll eigens erwähnt werden. Das ist die direkte Unterstützung der körpereigenen Abwehrmechanismen. Nach dem Forscher G. Wurm kann man das zusammenfassen in **spezielle Eigenschaften der Bioflavonoide:**

◆ bakteriostatisch – Hemmung des Wachstums und der Vermehrung von Bakterien;

◆ fungistatisch – Hemmung des Wachstums von Pilzen;

◆ virustatisch = Hemmung der krankmachenden Wirkung von Viren;

◆ insektizid – (Schad-)Insekten tötend (natürliche Stoffe, daher im Unterschied zum synthetisch-chemischen DDT und dergleichen biochemisch voll abbaubar);

◆ cytotoxisch (karzinostatisch) – Hemmung des Wachstums von Krebszellen;

◆ Zellschutz (Strahlenschutz) – Schutz gegen biologisch nachteilig wirksame Strahlung, wie Alpha-, Beta-, Gammastrahlen radioaktiver Substanzen, Röntgenstrahlen.

Wenn auch die Einzelwirkungen nicht sehr stark sind, so ermöglichen sie dem Organismus durch ihre Hilfestellung doch, seine Eigenart klagloser abzuwickeln.

Es gibt mehrere Heilpflanzen mit tragbarem Flavonoidgehalt: Birke, Mädesüß, Ringelblume, Roßkastanie, Vogelknöterich, Weiße Taubnessel, Weißdorn, Große Königskerze und Zinnkraut gehören dazu. Auch der japanische Ginkgo ist ein ausgesprochen starker Flavonoidträger und spielt als Therapeutikum gegen Gefäßschäden in der Medizin eine große Rolle.

Alle diese Pflanzen haben ansonsten Wirkungen, die zum Teil voneinander sehr unterschiedlich sind. Daß sie darüber hinaus zu den die Widerstandskraft aufbereitenden Mitteln gehören, wußte schon die Volksmedizin.

Zwei Heilpflanzen mit hohem Flavonoidgehalt eignen sich zur Hebung der allgemeinen Widerstandskraft speziell bei Grippe und Erkältungskrankheiten ganz besonders. Das sind die **Linde** und der **Holunder**, insbesondere die Blüten beider Pflanzen.

Das liegt daran, daß sie gleichzeitig zu den stark schweißtreibenden Heilpflanzen gehören. Es sind spezielle *Glykoside*, die diese Wirkung entfalten. Schweißtreibende Tees nennt man *Species sudoriferae* oder *diaphoreticae*. Jedes Gemisch, welches einen größeren Anteil von Linden- oder Holunderblüten enthält, zählt zu dieser Species. Ebenso Jaborandiblätter, von *Pilocarpus pennatifolius*. Diese sind auf Grund ihres Pilokarpingehalts noch stärker schweißtreibend. Jaborandiblätter zählen aber zu den härteren Pflanzen mit größerer Nebenwirkungsgefahr und sind für den Hausgebrauch nicht geeignet.

Man muß bei den schweißtreibenden Tees wissen, daß diese Wirkung nur eintritt, wenn man den Tee **sehr heiß** trinkt. Dann aber kommt sie sehr verläßlich. Nun muß man darauf achten, daß man sich nicht erst recht erkältet. Man schwitzt in gut temperierten Räumen ohne Zugluft, oder besser noch in einem mit Wärmflaschen oder Heizdecke vorgewärmten Bett. Verstärken kann man die Wirkung noch, wenn man vor der Tee-Einnahme ein warmes Bad nimmt. Auch die Kombination mit einer Heimsauna ist denkbar. Zu starkes Schwitzen aber kann auch ungünstig sein, da es die

Regulationskräfte des Körpers zu sehr beansprucht. So ohne weiteres darf man das nur jüngeren, kräftigen Menschen verordnen. Ältere Menschen und Menschen mit labilem Kreislauf oder mit Zeichen von Herzschwäche müssen den Rat des Arztes einholen, ob ihnen eine stärkere Schwitzkur auch zumutbar ist.

Wenn man den Tee aus Linden- oder Holunderblüten **lauwarm** trinkt, erzielt man zwar keine wesentliche schweißtreibende Wirkung, wohl aber kommt die Hebung der allgemeinen Widerstandskraft durch die Flavonoide zur Geltung. Besonders wenn man vorbeugende Kuren durchführt, wird man den Tee eher kühl trinken, denn eine spezielle Entgiftung durch das Schwitzen ist ja nicht notwendig, bevor die Krankheit ausgebrochen ist.

Neben der Linde und dem Holunder ist hier eine dritte Pflanze mit widerstandskrafthebender Wirkung ausführlich beschrieben. Das ist der **Sonnenhut**, auch im deutschen Sprachgebrauch besser bekannt als *Echinacea*. Diese bemerkenswerte Pflanze wirkt auf ganz andere Art als die Lindenblüten oder der Holunder. Nicht Flavonoide, sondern ein besonderes *Glykosid* macht, im Verein mit den anderen Inhaltsstoffen, die erstaunliche Aktivierung der Widerstandskraft aus. Darüber wird eingehend berichtet. Der Sonnenhut stammt aus Amerika, wo die Indianer seinen Wert schon seit langem kennen.

Eine andere in Amerika vorkommende Pflanze hat eine ähnliche Wirkung. Das ist *Eupatorium perfoliatum,* eine Wasserdost-Art. In Europa wächst eine Verwandte, das ist *Eupatorium cannabinum,* der Wasserhanf oder das Kunigundenkraut. Auch hier besteht große Ähnlichkeit mit der Wirkung des Sonnenhutes. Früher wurde diese Pflanze auch als Mittel bei schlecht heilenden Wunden eingesetzt. Die Verwendung des Wasserhanfs bringt aber keine zusätzlichen Vorteile, denn ebenso wie der Sonnenhut verliert auch er seine Wirksamkeit, wenn man die Blätter oder die Wurzel für Teezwecke trocknen wollte. Man müßte also auch hier Frischpflanzenextrakte verwenden.

Im folgenden werden die Linde, der Holunder und der Sonnenhut im einzelnen beschrieben.

Die Linde
(Tilia cordata Miller L.)

❋ Vorsichtsmaßnahmen: Eigentliche Nebenwirkungen sind nicht bekannt. Doch sollte man, wenn man mit Hilfe der Lindenblüten Schwitzkuren durchführen will, nicht übertreiben. Nur in gut gewärmten Räumen beziehungsweise. gut zugedeckt – sonst erkältet man sich erst recht. Bei ausgeprägter Herzschwäche sollte man keine Schwitzkuren ohne ärztliche Verordnung durchführen.

◆ Inhaltsstoffe: Im Vordergrund wirken ein ätherisches Öl und Flavonoide, das sind pflanzliche (Gelb-)Farbstoffe, die sich vom farblosen *Flavon* ableiten. Flavonoide sind mit den *Anthocyanen* verwandt. Diese dunkleren, roten, blauen und violetten Pflanzenfarbstoffe, wie sie im Holunder, in der wilden Malve und in der roten Bete vorkommen, wirken gegen das Bakterienwachstum. Den Flavonoiden kann man zum Teil ähnliches zuschreiben. Lindenblüten enthalten noch eine Reihe anderer Stoffe, die an der Wirkung – allgemeine Hebung der Widerstandskraft und spezielle Entgiftung durch Schwitzen – beteiligt sind. Auffallend ist der Mangangehalt der Lindenblüten. Dieses wichtige Spurenelement spielt bei einer Reihe von wachstumsfördernden Enzymen eine Rolle.

◆ Vorkommen: In fast ganz Europa (nicht im hohen Norden und im tiefen Süden) bis 1 800 Meter Seehöhe.

◆ Verwendete Pflanzenteile: Die Blüten mit dem Hochblatt, ferner die Blätter, die Rinde, das Holz und der Saft.

Die Linde, jener Baum, der in vielen Liedern und Sagen eine Rolle spielt – man denke an Siegfried und das Lindenblatt, an die germanische Göttin Freyja, die mit Hilfe der Linde Liebe gestiftet hat, oder an Franz Schubert, der den Lindenbaum am Brunnen vor dem Tore besungen hat –, es gibt ihn in zwei Arten: die kleinblättrige Winterlinde, bis 25 Meter hoch; das ist die Linde, welche man meist für Heilzwecke verwendet. Meist deshalb, weil sie häufiger vorkommt als ihre Schwester, die großblättrige Sommerlinde *(Tilia plathyphyllos Scopoli)*, bis 40 Meter hoch wachsend.

Die Sommerlinde entfaltet ihr Laub bereits Anfang Mai, die Winterlinde schlägt erst Mitte Mai aus. Man kann die beiden Linden auch an einem anderen, eigentümlichen Merkmal unterscheiden. Auf der Unterseite der Blätter findet man in den Winkeln der größeren Blattadern kleine Haarbüschel, wenige Millimeter groß. Diese Haarbüschel bilden mit der Blattfläche eine Höhle. Dort wohnen Milben. Am Tag „schlafen" sie; wenn es dunkel wird, kommen sie aus ihrem Häuschen und ernähren sich von Pilzsporen und anderen schmackhaften Stoffen, die auf den Blättern vorkommen. Das Blatt selbst schädigen sie nicht. Diese Milbenhäuschen sind bei der Winterlinde von rostbrauner Farbe, bei der Sommerlinde sind sie weiß.

Linden, und zwar beide Formen, werden sehr alt. Berühmt ist die Gerolsteiner Linde. Sie wurde im Jahre 763 gepflanzt und stand im besten Wuchs bis 1925. Dann wurde sie durch einen Orkan fast vernichtet.

Die heilwirksamen Stoffe sind bei beiden Linden dieselben. Heilkräfte wurden der Linde schon im Altertum zugeschrieben. Hier waren es in erster Linie die Germanen, die sie nutzten. Dann gab es eine Pause, und erst im vorigen Jahrhundert wurde die Linde für Heilzwecke wiederentdeckt. Lindenblüten und der daraus hergestellte Tee waren lange Zeit Grippemittel Nummer 1. Dann, im Zuge der Entwicklung synthetisch-chemischer Medikamente stark zurückgedrängt, um schließlich wieder eine Art Auferstehung zu erleben.

An der Universitätsklinik von Chicago wurde durch die amerikanischen Kinderärzte Traismann und Hardy festgestellt, daß bei grippekranken Kindern der Heilverlauf deutlich schneller und komplikationsloser ist, man ihnen nur Lindenblütentee, allenfalls dazu Aspirin, gibt. (Aspirin wird zwar seit langem künstlich hergestellt, entspricht aber im Prinzip einer natürlichen Substanz: dem *Salicin* der Weidenrinde.) Kinder, denen man Sulfonamide oder Antibiotika gab, heilten nicht so schnell aus und erlitten auch mehr Komplikationen, wie Mittelohrentzündungen und dergleichen. Man sollte nicht von vornherein jede Grippe mit Penicillin oder mit Sulfonamiden behandeln, stellten die beiden Forscher abschließend fest. Das zahlt sich erst dann aus, wenn sich der Grippeerkrankung bestimmte Bakterien aufpfropfen, was durchschnittlich in jedem zehnten Fall vorkommt.

✂ Bei neun von zehn Grippeerkrankungen genügt Lindenblütentee, eventuell verstärkt mit Aspirin. Mehr wäre sogar von Übel.

✠ Allerdings: Wann der zehnte Fall gegeben ist und ob es sich um einen der neun harmlosen Fälle handelt, das kann mit Sicherheit nur der Arzt entscheiden; dazu braucht man schon einiges an Wissen und Erfahrung. Für den Laien wird die Entscheidung immer ein Lotteriespiel mit einer 9:1-Chance sein. Besonders bei Kindern (aber auch sonst) wird man **im Falle von Infekten immer den Arzt zu Rate ziehen.** Dieser hat die größere Übersicht, weil er weiß, welcher Art und von welchem Schweregehalt der Infekt zur Zeit und am Ort, in der Nachbarschaft ist. Ein sehr wichtiges Wissen in der Praxis.

Die Wirkung der Lindenblüten besteht darin, daß sie den Körper zu einer allgemeinen Abwehrsteigerung anregen. Das geht über den schweißtreibenden Effekt hinaus, denn es hat sich gezeigt, daß man Abwehrsteigerung auch dann erreicht, wenn man den Tee so trinkt, daß es zu keinem Schweißausbruch kommt – kühl und in kleinen Dosen. Offenbar spielen dabei die Flavonoide der Lindenblüten eine Rolle.

Auch die anderen Teile der Linde kommen zur Anwendung, alle – mit Ausnahme der Wurzel. Die Blätter werden gegen krampfbetonte Schmerzen in den Gedärmen angewandt, die Rinde innerlich gegen Darmschleimhautentzündungen und äußerlich gegen Brandwunden. Die Lindenholzkohle, pulverisiert eingenommen, löst schmerzhafte Krämpfe im Dickdarmbereich. Zum Teil sind diese Anwendungen aus der Volksmedizin, zum Teil aber auch akademisch überprüft und bestätigt.

Der abwehrsteigernde Effekt der Lindenblüten wird auch in Teegemischen genutzt, wenn man zur speziellen Wirkung einer Pflanze die allgemeine Widerstandskraft heben will: Kommt man über eine Bronchitis nicht hinweg, dann mischt man die Lindenblüten mit Huflattichblättern zu gleichen Teilen und führt damit eine Teekur von etwa 4 Wochen durch. Dabei trinkt man den Tee nicht zu heiß, denn über längere Sicht wäre zu starkes Schwitzen unerwünscht. Am Wochenende aber kann man, wenn alles vorbereitet ist, bewußt stark schwitzen. Man trinkt im Anschluß an ein heißes Bad auch den Tee betont heiß und legt sich in das vorgewärmte Bett. Das entgiftet und regt zugleich die Widerstandskräfte an. Die verlorene Flüssigkeit füllt man wieder nach – am besten mit verdünnten Gemüsesäften, auf keinen Fall aber mit Alkohol, auch wenn der Durst noch so groß ist. Alkohol nämlich dämpft die frisch gewonnene Mehr-Regulation des Körpers wieder ab; deshalb wäre er gerade jetzt nicht angebracht.

Maurice Mességué nennt folgende Mischung seinen „Glückstee" und empfiehlt ihn gegen Angstzustände. Seiner Meinung nach sichert er, „wenn er regelmäßig getrunken wird, ruhige Nächte, frische Morgenstunden und entspannte Tage": Lindenblüten *(Flores tiliae)*, Eisenkraut *(Herba verbenae)*, Pfefferminzblätter *(Folia menthae)* und Kamillenblüten *(Flores chamomillae)* zu gleichen Teilen. Mességué stellt den Tee recht dünn her. Für einen ganzen Liter Wasser nimmt er nur zwei Prisen pro Pflanze. (Eine Prise ist das, was man zwischen Daumen und Zeigefinger halten kann – und nicht zwischen drei Fingern –, nach Mességué.) Die Technik ist: überbrühen und gedeckt 10 Minuten ziehen lassen.

Das Eisenkraut ist ein Bitterstoffträger, ähnlich dem Tausendguldenkraut, nur schwächer. In der Homöopathie wurde es früher gegen Angstzustände verabreicht. Minze und Kamille sind ja gut bekannt.

Wenn die **schweißtreibende Wirkung** der Lindenblüten betont werden soll, dann mischt man am besten mit Holunderblüten: Lindenblüten *(Flores tiliae)* und Holunderblüten *(Flores sambuci)* zu gleichen Teilen. Hiervon 1–2 Teelöffel mit 1/4 Liter siedendem Wasser überbrühen. 10 Minuten gedeckt ziehen lassen, abseihen. Falls Schwitzen erwünscht ist, heiß trinken und die entsprechende Vorsorge halten, damit man sich nicht erst recht erkältet.

Die Anwendungen

✂ Der **Tee aus den Blüten:** 2 Teelöffel Lindenblüten werden mit 1/4 Liter siedendem Wasser überbrüht. 10 Minuten gedeckt ziehen lassen, abseihen und – falls Schwitzen erwünscht ist – heiß trinken. Als Vorbeugungstee in Grippezeiten nimmt man nur 1 Teelöffel und trinkt den Tee nur lauwarm. Auf diese Weise kommt die Hebung der allgemeinen Widerstandskraft, ohne daß man schwitzen muß. Man trinkt 2–4 Tassen täglich.

Der **Tee aus den Blättern** wird auf die gleiche Weise zubereitet. Er hat nur geringe schweißtreibende Wirkung und wird gelegentlich gegen Magen-Darm-Beschwerden eingesetzt. Wirksam sind in erster Linie die Schleimstoffe, die in den Blättern enthalten sind.

✂ Der Blättertee wird aber auch als **Absud** zubereitet: 2 Teelöffel frische oder getrocknete Blätter werden in 1/4 Liter Wasser kalt angesetzt. Zum Sieden erhitzen, 2 Minuten kochen lassen, vom Herd nehmen und sofort abseihen. 2–3 Tassen täglich als Magentee.

Die zerstoßene **Rinde** wird in gleicher Weise verwendet. Auch das Holz der Linde und der **Saft** kommen gelegentlich zur Anwendung. Im Rahmen dieses Buches aber sind nur die Blüten interessant. Erwähnt soll werden, daß der **Lindenblütenhonig**, wie er von den Bienen in der Nähe von Lindenalleen gesammelt wird, eine beruhigende Wirkung hat.

Sammeltips

Lindenblüten kann man sehr gut sammeln. Wichtig ist, daß die Ernte sofort nach dem Aufblühen durchgeführt wird. Zwischen dem ersten und dem dritten Tag der Blüte ist der Wirkstoffgehalt am größten. Die Blütezeit ist im Juni und Juli. Es werden die ganzen jungen Blütenstände mitsamt dem Hochblatt, jenem länglichen, bleich gefärbten Blatt, aus dem die Blütenstände heranwachsen, gesammelt. Bei leichtem Luftzug und bei 45 °Celsius Temperatur trocknen. Hohe Luftfeuchtigkeit schadet, also am besten auf einem Darren. Gut verschlossen und trocken aufbewahren.

Der Schwarze Holunder
(Sambucus nigra L.)

Vorsichtsmaßnahmen: Beeren nur reif verwenden! Bei Blättern und Rinde die angegebenen Dosen nicht überziehen!

◆ Inhaltsstoffe: Ätherisches Öl und die Flavone *Eldrin* und *Querzetin* sowie schweißtreibende *Glykoside* sind in erster Linie für die Wirkung verantwortlich. Ein Enzym, das *Emulsin,* löst Verhärtungen auf. Darauf beruht auch die „erweichende Wirkung" des Holunders. Ähnlich der Königskerze enthält auch der Holunder größere Mengen an *Rutin,* jenem Bioflavonoid, welches brüchige Gefäße wieder abdichten hilft. Darauf wieder beruht ein guter Teil der Wirkung des Holunders bei der Grippe. Die reifen Beeren enthalten *Anthocyane,* pflanzliche Farbstoffe mit bakterienhemmender Wirkung. Außerdem große Mengen an Vitamin C und Vitamin A.

◆ Vorkommen: In ganz Europa außer im hohen Norden. Bis 1 500 Meter Seehöhe.

◆ Verwendete Pflanzenteile: Für Schwitzkuren die Blüten. Stoffe, welche die allgemeine körperliche Widerstandskraft heben, sind auch in den reifen Beeren, in den Blättern und in der Rinde enthalten.

Der Holunder ist, gemeinsam mit der Linde, das bekannteste und volkstümlichste Grippe-Vorbeugungsmittel. Wir wissen, daß bereits die Steinzeitmenschen von ihm Gebrauch machten. In der griechischen und römischen Heilkunde spielte er eine ebenso große Rolle wie in der germanischen.

Und im Volk, welches sich ja gerade bei den Grippe-Infekten, bei allgemeiner Schwäche und bei bestimmten Gliederschmerzen immer wieder selbst geholfen hat, war der Holunder eines der meistgebrauchten Mittel, wenn er nicht überhaupt die Spitze einnimmt. Früher sagte man, ein jeder Bauernhof brauche seinen Brunnen, seinen Wachhund und seine Apotheke. Diese war der Holunderstrauch.

Man verwendete alle Teile, auch die Wurzeln. Darüber hinaus glaubte man auch, daß die den Hof beschützenden Hausgötter im Holunderstrauch ihren Wohnsitz haben. Die Blüten wurden gegen Infekte und rheumatische Erkrankungen eingesetzt, als Blutreinigungsmittel und gegen Hautkrankheiten, die Blätter und die Rinde als Magen-Darm-Mittel, die Beeren als Vorbeugungsmittel gegen Alterserkrankungen und als allgemeines Kräftigungsmittel, die Wurzel als Lebermittel und gegen Bronchitis.

Meist wurde der Schwarze Holunder *(Sambucus nigra)* bevorzugt. Das ist der große, bis 9 Meter Höhe erreichende Holunder. Der Rote Holunder *(Sambucus racemosa)*, auch Trauben-, Berg- oder Hirschholunder genannt, wächst vor allem in gebirgigen Gegenden. Er wird etwa 3 Meter hoch und wird gebietsweise höher eingeschätzt als der Schwarze Holunder. Die meisten Inhaltsstoffe beider Unterarten sind die gleichen. Nur das *Anthocyan,* der Farbstoff der Beeren, ist unterschiedlich.

Dann gibt es noch den Zwergholunder *(Sambucus ebulus)*, als Heilpflanze besser bekannt unter dem Namen Attich. Von ihm verwendet man die Wurzel, welche abführend und leicht entwässernd wirkt. Die Beeren des Attich sind giftig. Kinder, die die schwarzen Attichbeeren mit denen des Schwarzen Holunders verwechselt hatten, erlitten ernsthafte Vergiftungen schon bei kleinen verzehrten Mengen. (Auch die frischen Beeren des Schwarzen Holunders bereiten Übelkeit, Durchfall und Erbrechen,

aber erst in größeren Dosen.) Wir empfehlen hauptsächlich den Schwarzen Holunder. Wenn man den Holunder gegen **rheumatische Beschwerden** einsetzt, dann muß man die Leitsymptome beachten: Holunder wirkt besonders dann, wenn die Rheuma-Attacken schubweise erfolgen, man schnell zu leichtem Fieber neigt, die Kniesehnen wie zu kurz vorkommen (Spezialsymptom).

Wirklich **schweißtreibend** sind beim Holunder nur die Blüten. Sie kann man als verläßliches *Diaphoreticum* (schweißtreibendes Mittel) bezeichnen. Nicht viel schwächer als die Jaborandiblätter, welche auf Grund des starken Alkaloids *Pilocarpin* wirken und welche alles andere als ungefährlich sind. Holunderblüten sind ebenso wie die Lindenblüten weitgehend ungefährlich. Man verwendet sie auch häufig gemeinsam: Lindenblüten *(Flores tiliae)* und Holunderblüten *(Flores sambuci)* zu gleichen Teilen.

Man kann diese Kombination erweitern. Mit Kamillenblüten, wenn man auch den angegriffenen **Magen** beruhigen will: Lindenblüten *(Flores tiliae)*, Holunderblüten *(Flores sambuci)* und Kamillenblüten *(Flores chamomillae)* zu gleichen Teilen.

Wenn man spezielle **Wasseransammlungen** mit beseitigen will (Orangenhaut, Gelenkschwellungen), dann erweitert man mit Birkenblättern. Und weil es gut dazupaßt, mit Mädesüßkraut. Letzteres enthält eine *Salizyl*-Vorstufe und wirkt daher auch antirheumatisch; außerdem hat es eine gute Wirkung gegen **Gicht**: Lindenblüten *(Flores tiliae)*,

Holunderblüten *(Flores sambuci)*, Birkenblätter *(Folia betulae)* und Mädesüßblüten *(Herba spireae ulmariae)* zu gleichen Teilen.

> **Holunder ist auch als Nahrungsmittel bekannt und beliebt.** Die gebackenen Blüten kennt fast jeder. Es werden die ganzen Blütendolden geerntet – Mai bis Juli – und frisch verwendet.
>
> Ein gutes **Rezept** empfehlen F. Graupe und S. Koller: 12 kleinere bis mittlere Holunderblütendolden; 200 Gramm Mehl; 3 Eier, getrennt; 0,3–0,4 Liter Milch (auch Wein oder Bier); 2 Eßlöffel Öl; Prise Salz; Vanillezucker nach Geschmack; halb Butter, halb Schmalz zum Ausbacken; Staubzucker; Zimt zum Bestreuen. – Eigelb, Mehl, Milch, Öl, Vanillezucker und Salz zu einem dicken Teig rühren. Nach kurzem „Rasten" die zu Schnee geschlagenen Eiklar unterziehen. Die Holunderblütendolden in den Teig tauchen und in Fett goldbraun backen, mit Staubzucker und Zimt bestreuen.
>
> Willi Dungl empfiehlt ein **Vollmehlrezept**: 100 Gramm Nacktgerste, 50 Gramm Hirse, 50 Gramm Buchweizen werden mehlfein gemahlen. Mit 400 Gramm Milch, 2 Teelöffeln Honig, dem Eigelb von 4 Eiern wird ein Pfannkuchenteig gerührt. 1 Stunde quellen lassen. Das Eiweiß der 4 Eier steif schlagen und unter den gequollenen Teig heben. Die Schale einer ungespritzten Zitrone darüberreiben und nach Wunsch mit 2 Eßlöffeln Rum würzen. Die Holunderblütendolden in den Teig tauchen und in heißer Butter hellbraun herausbacken.
>
> Lecker, beide Rezepte, oder?

Alle diese Mischungen werden in gleicher Weise zubereitet: 1–2 Teelöffel der Mischung werden mit 1/4 Liter siedendem Wasser überbrüht. 10 Minuten gedeckt ziehen lassen und, wenn man schwitzen will, betont heiß trinken. Dann aber auch alle Maßnahmen ergreifen, damit man sich nicht erst recht erkältet – gut erwärmter Raum, vorgewärmtes Bett usw. Zur Vorbeugung trinkt man den Tee lauwarm. Auf diese Weise wird die Widerstandskraft angeregt, ohne daß man schwitzen muß.

Die Anwendungen

✂ Der **Tee aus den Blüten:** 2 Teelöffel Holunderblüten werden mit 1/4 Liter siedendem Wasser überbrüht. 10 Minuten gedeckt ziehen lassen, abseihen. Heiß trinken, wenn man schwitzen will; lauwarm, wenn man nur die Widerstandskraft heben will. In letzterem Fall führt man Kuren bis 6 Wochen Dauer durch, 1–3 Tassen täglich.

Zur Verstärkung der Wirkung kann man den Blüten je 1 Messerspitze fein gehackter getrockneter **Blätter** und **Rinde** des Holunders beifügen.

Auch aus den **Beeren** kann man einen Tee zubereiten: 2 Eßlöffel Beeren in 1/4 Liter Wasser kalt ansetzen, über Nacht ziehen lassen, dann abseihen. Jetzt erst auf Trinktemperatur erwärmen. 2 Tassen täglich.

Der **Holundermost** wird aus den Blüten zubereitet. Ein einfaches Rezept empfiehlt R. F. Weiss: Man nimmt 7 große Holunderblüten (Dolden) auf

7 Liter Wasser. Dazu gibt man 3 ungespritzte, in dicke Scheiben geschnittene und entkernte Zitronen. 24 Stunden stehen lassen und dann durch ein Tuch seihen. 1 000 Gramm Zucker und nach Geschmack nochmals Zitronensaft beifügen. Gut umrühren und 24 Stunden stehen lassen. In Flaschen abfüllen und im Keller aufbewahren. Es entwickelt sich Kohlensäure, und nach 4–6 Wochen ist der Holundermost gereift.

Das **Holundermus:** Es werden nur vollreife Beeren verwendet. Die Beeren allein oder mit Pflaumen und Äpfeln vermischt werden zum Kochen erhitzt und dann durch ein feines Sieb getrieben, um die unverträglichen Kerne restlos zu entfernen. 1–2 Eßlöffel pro Mahlzeit.

Der **Holunder-Preßsaft** sollte abgekocht genossen werden. Völlig roh ist er nicht gut verträglich. Es können Durchfall, Übelkeit und Erbrechen auftreten.

Auch in der **Homöopathie** ist der Schwarze Holunder gebräuchlich. Die Spezialitäten werden aus gleichen Teilen frischen Blättern und Blüten hergestellt. Die Anwendungen sind ähnlich wie in der Pflanzenheilkunde: Fieberhafte Erkältungskrankheiten, Erkrankungen der oberen Luftwege, Asthma bronchiale sowie Muskel- und Gelenkrheumatismus. Wenn man die Urtinktur, *Sambucus nigra Ø,* verwendet, kommt auch die schweißtreibende Wirkung zur Geltung. Ansonsten kommen meist die Niederpotenzen zur Anwendung.

Sammeltips

Holunder ist so verbreitet und so bekannt, daß es sich durchaus empfiehlt, ihn selbst zu sammeln. Die Blüten werden im Juni, wenn sie im vollen Saft stehen, am besten geerntet.

Die Blütendolden werden als Ganzes abgeschnitten und, auf einen Darren gebündelt oder auf Packpapier ausgebreitet, getrocknet. Wenn die kleinen Stengel strohig sind, werden die Blüten abgerebelt und (da beim Rebeln noch Säfte austreten) gut und schonend nachgetrocknet.

Die Blätter werden zur selben Zeit geerntet wie die Blüten. An der Luft trocknen. Die Beeren werden nur vollreif, im September und Oktober, geerntet; die Rinde im Spätherbst, Oktober bis November. Bei der Rinde verwendet man meist nur deren saftige Innenschicht, die sogenannte *Zweitrinde.*

Der Sonnenhut
(Echinacea angustifolia DC.)

❇ Vorsichtsmaßnahmen: Bei Einhaltung der angegebenen Dosen sind Nebenwirkungen nicht zu befürchten.

◆ Inhaltsstoffe: *Echinacosid,* eine Substanz mit direkter Wirkung gegen Bakterien, ätherisches Öl, Harze, Bitterstoffe. Diese Stoffe wirken nur in der frischen Pflanze, beim Trocknen dagegen verlieren sie ihre Kraft. Deshalb ist der Tee des Sonnenhutes nicht üblich, wohl aber verschiedene Herstellungsformen aus der frischen Pflanze.

◆ Vorkommen: Mittel- und Nordamerika. In Europa kultiviert bzw. als Gartenzierpflanze angebaut.
◆ Verwendete Pflanzenteile: Das Kraut und die Wurzel.

Der Sonnenhut, auch amerikanischer Sonnenhut oder Kegelblume benannt, kommt in zwei medizinisch gleichwertigen Formen vor, als schmalblättriger Sonnenhut und als roter Sonnenhut. Beide Verwandte gedeihen auf europäischen Böden gut, dürften aber erst im 17. Jahrhundert von Nordamerika zu uns gelangt sein, zu Lebzeiten des großen schwedischen Botanikers Olof Rudbeck (1630 bis 1702). Ihm zu Ehren nennt man den Sonnenhut auch *Rudbeckia pallida*.

Die nord- und mittelamerikanischen Indianer benutzten diese Pflanzen bereits, bevor der erste Europäer seinen Fuß auf amerikanischen Boden setzte. Hauptsächlich die Wurzel, aber auch die Blätter setzten sie gegen alle möglichen Wunden, Eiterungen und Infektionen ein. Die wundheilungsfördernde Wirkung nutzen wir auch heute, besonders bei schlecht heilenden Verletzungen und bei Geschwüren.

Die Wirksamkeit des Sonnenhutes beruht auf einer Anregung der Heilvorgänge im Körper. Die reinigende Kraft des Lymphgefäßsystems wird gesteigert, die Bildung von Abwehrzellen und von Zellen, welche Defekte wieder auffüllen können, wird forciert.

Bei wirklich gefährlich verlaufenden Eiterungen, wie bei der *Streptokokkensepsis,* ist der Sonnenhut für sich allein viel zu schwach; hier muß man

schon mit ordentlichen Antibiotika-Gaben arbeiten. Als unterstützendes Mittel aber ist er auch hier angebracht, da er die Abwehrleistung des Körpers, speziell des Bindegewebes, beachtlich hebt.

Ansonsten sind es die lästigen, chronisch oder halbakut verlaufenden Entzündungen, wie viele Formen von Eierstockentzündung, Blasen-, Harnleiter-, Harnröhren- und Prostataentzündung, dann auch die chronischen Nebenhöhlenentzündungen, bei denen sich der Sonnenhut bewährt hat. Und natürlich bei der Grippe und bei allen Formen von Erkältungskrankheiten.

✂ Bereits **bei den ersten Zeichen des Infekts** nimmt man den Sonnenhut. Innerlich, am besten in Form des Extraktes, zunächst nur in kleinen Dosen: am 1. und 2. Krankheitstag alle 2–3 Stunden 5–10 Tropfen. In der Folge Erhöhung der Einzeldosis: 20–50 Tropfen, 3mal täglich.

Es konnte der Nachweis erbracht werden, daß der Sonnenhut auch eine „antivirale Aktivität" besitzt, das heißt, daß er Viren hemmt. Und zwar alle Arten von Viren, insbesondere die Grippe-Viren, aber auch die Herpes-Viren (Gürtelrosen-, Fieberblasenerreger). Das haben die beiden Frankfurter Forscher A. Wacker und W. Hilbig im Jahre 1978 nachgewiesen.

Schon früher wurde festgestellt, daß der Sonnenhut eine besondere Anwendung besitzt – er wirkt, wenn die Pokkenimpfung schlecht vertragen wird. Wenn also der Impfstoff (ein veränderter Virus) aktiver ist, als er sein sollte. Allerdings sollte man in solchen Fällen den Sonnenhut möglichst sofort verabreichen. Spätfolgen wird er hier nicht so gut bessern können. Beide Beobachtungen aber zeigen, daß wir mit dem Sonnenhut ein sehr wertvolles Heilkraut besitzen, mit eher seltenen, wertvollen Eigenschaften.

Die Anwendungen

Sie beschränkt sich auf Fertigpräparate, welche aus der frischen Pflanze hergestellt werden.

Die **Tropfen** werden wie oben beschrieben oder als längere Therapie zur Steigerung der allgemeinen Widerstandskraft gegen Infekte angewendet, 3mal täglich 20.

Injektionen werden vom Arzt verabreicht und sind zielführend. Kuren werden unter anderem bei der Schuppenflechte durchgeführt.

Äußerlich verwendet man eine **Externlösung** (billigere Herstellung) und eine **Salbe** bei schlecht heilenden, eiternden Wunden, Geschwüren und Ekzemen.

Auch in der **Homöopathie** wird der Sonnenhut verwendet. Als Urtinktur, *Echinacea Ø*, und in den Niederpotenzen. Die Anwendungsmöglichkeiten sind dieselben wie in der Pflanzenheilkunde: Eiterungen, langwierige Entzündungen, schlecht heilende Verletzungen, Grippeneigung und Schwächung der Abwehrkräfte gegen Infekte. Der Sonnenhut wird auch als das „antibakterielle Chemotherapeutikum der Homöopa-

thie" bezeichnet, „welches den Vorteil hat, über den Weg der Steigerung der biologischen Immunität zu wirken".*

Die Propolis

Außer Nektar und Pollen sammeln die Bienen auch das Harz von Bäumen – Kastanien, Pappeln, Nadelbäumen u. a. –, um es mit Hilfe von Fermenten in ein für sie brauchbares Material umzuwandeln. Das Ergebnis ist die *Propolis,* eine wachsähnliche Substanz, mit der sie den Eingang ihres Stockes verkleiden oder störende Fremdkörper in der Nähe ihrer Bienenstadt überziehen, damit diese nicht schaden können. Alles, was vor ihrer Stadt ist und jede Verbindung ihrer Stadt mit der Außenwelt wird damit versehen. Wörtlich heißt „Pro-polis": Vor-Stadt.

Auch Risse werden damit verkittet, deshalb spricht man von Kitt- oder Vorwachs. Für die Bienen ist die Propolis lebenswichtig, denn sie sind sehr anfällig gegen alle Formen von Infekten. Die Propolis schützt sie davor. Eine ihrer Hauptwirkungen ist die *bakterizide,* das heißt, die Propolis tötet unliebsame Bakterien.

Des weiteren wirkt sie *antiviral,* also virenbekämpfend, und, für Bienen ebenfalls sehr wichtig, sie wirkt *fungistatisch* und auch *fungizid.* Das heißt, die Ausbreitung von Schmarotzerpilzen wird gehemmt, und viele Pilze werden sogar vernichtet. Ohne Propolis wäre der

---

*   H. Schoeler im Homöopathischen Repetitorium der Deutschen Homöopathie-Union (DHU).

Bienenstock bald die Beute der übermächtigen Kleinstlebewesen. Weil die Propolis jene bekämpft, nennt man sie auch ein Antibiotikum. Von der Natur selbst zur Erhaltung eines ihrer empfindlichsten Staatengebildes entwickelt.

Die Wirksamkeit der Propolis erinnert an die der *Bioflavonoide* (siehe Seite 56 f), und tatsächlich enthält sie eine ganze Reihe dieser hochwirksamen Stoffe. Das *Querzetin* und das *Pectolinarisenin*, ein Querzetin-Abkömmling, das *Pinocembin* und andere Flavonoide mit ausgeprägtem entzündungshemmendem Effekt. Das Querzetin verhindert den Abbau der körpereigenen Hormone *Adrenalin* und *Noradrenalin* – das erklärt die gute Wirkung der Propolis beim Schnupfen. Außerdem gelten diese Hormone als Erstmaterial, welches der Körper gegen aufkeimende Entzündungen in die Schlacht wirft – das wieder erklärt, wieso die Propolis so besonders gut vorbeugend und am Beginn des Infekts wirkt.

Außer Flavonoiden enthält die Propolis auch *Cumarine,* Stoffe, welche außer der entzündungshemmenden auch eine abschwellende, eine beruhigende und eine die Blutgefäße erweiternde Wirkung haben. Auch die Muskeltätigkeit wird durch Cumarine verbessert.

Darüber hinaus hat die Propolis noch eine ganze Reihe weiterer wertvoller Substanzen, auch Spurenelemente und Vitamine. Insgesamt ein hochwertiges Mittel pflanzlichen Ursprungs, von Bienen verarbeitet. Es gibt, abhängig von der Bienenart und auch von den zur Verfügung stehenden Bäumen, gewisse Unterschiede in der Zusammensetzung der

Propolis. Im Prinzip aber herrschen folgende **Hauptwirkungen** vor:

◆ Schutz gegen Infekte, Aufbereitung der Widerstandskraft,
◆ Haut- und Schleimhautmittel,
◆ Wund- und Verletzungsheilung beschleunigend.

Diese Wirkungen waren schon den alten Griechen bekannt. Bei uns erlebt die Propolis in den letzten Jahren eine erfreuliche Renaissance, nachdem sie lange Zeit nur die Imker gesund gehalten hat. Es gibt verschiedene Darreichungsformen: Tropfen, Kapseln, Zäpfchen, Salben; auch eine Zahnpasta mit Propolis gibt es.

�֍ Für unsere Zwecke eignen sich die **Tropfen** am besten. Bewährt hat sich folgende Einnahmetechnik: 3–5mal täglich 10 Tropfen auf Brot; gut und bedächtig kauen, damit die flüchtigen Substanzen sich auf die Schleimhäute von Nase, Nasennebenhöhlen, Mund und Rachen legen können. Dann schlucken.

Manche Menschen haben beim Schlucken die Tropfen als kratzendes Gefühl im Hals. Dann ist es oft besser, die Tropfen nach dem Kauen auszuspucken – die Schleimhäute sind ja schon beschichtet. Da aber einige der wertvollen Stoffe der Propolis erst in den unteren Dünndarmschichten von körpereigenen Bakterien umgebaut und so resorbiert werden, zahlt sich die innerliche Anwendung auf jeden Fall aus. Man greift dann zusätzlich zu den **Kapseln.**

Mit der Anwendung beginnt man schon vor der drohenden Grippezeit. Auch wenn man Propolis erst bei den beginnenden Zeichen von Grippe nimmt, kann man dem Infekt noch einiges an Spitze nehmen.

Nebenwirkungen und Schäden durch Überdosierung gibt es kaum. Die vorgeschriebenen Dosen sollten auch für alle Fälle eingehalten werden.

Man kann aber auf Propolis **allergisch** reagieren. Das soll bei etwa 1 Prozent der Menschen der Fall sein. Dann natürlich sieht man von der Anwendung ab. Anderseits entspricht es einer eigenen Beobachtung, daß Propolis gerade bei Allergikern, auch Pollenallergikern, gut wirkt. Der spezielle Schadpollentyp muß ja in der Propolis nicht unbedingt vorhanden sein. Dann nämlich kommt die Antihistaminwirkung der Bioflavonoide (Seite 55) zur Geltung und mindert die Bereitschaft, allergisch zu reagieren.

Auch als **Mundspülmittel** ist Propolis sehr empfehlenswert (Seite 97).

Mittel für die Bronchien (Brustmittel, Hustenmittel)

Dieser Abschnitt beschäftigt sich mit den Heilpflanzen für die Brusttee-Mischungen, von denen es eine beachtliche Anzahl gibt. Allzuleicht verliert man da den Überblick und kann dann nicht entscheiden, welche der angepriesenen Mischungen für den speziellen Fall wirklich sinnvoll ist. Deshalb ist es wichtig, nach einem brauchbaren, die Übersicht ermöglichenden System vorzugehen. Ein solches können fürs erste nicht die Brusttee-Mischungen selbst bieten, sondern nur die Pflanzen, aus denen man die Mischungen erstellt.

Es gibt unter den eigentlichen Brustmitteln drei grundsätzliche Typen, welche jeweils einer bestimmten Störung der Bronchien entsprechen:

◆ Die **schleimhaltigen** Hustenmittel mit dem Hauptanwendungsgebiet: akute Bronchitis;
◆ die **auswurffördernden** Hustenmittel mit dem Hauptanwendungsgebiet: chronische Bronchitis;
◆ die **krampflösenden** Hustenmittel mit den Hauptanwendungsgebieten: Keuchhusten der Kinder, Krampf- und Reizhusten der Erwachsenen.

Innerhalb dieser Gruppen finden wir die eine oder andere Pflanze, bei der auch spezielle Wirkungen erprobt sind. So wirkt die **Königskerze** auf Grund besonderer Inhaltsstoffe speziell bei der Grippe-Bronchitis; der **Huflattich** lindert speziell bei der Lungenblähung und der Steinstaublunge (*Emphysem* und *Silikose*). Ansonsten gehören beide zu den schleimhaltigen Hustenmitteln.

Der **Sonnentau** wirkt gut nur in kleinen Dosen. Selbst ein krampflösendes Hustenmittel, verstärkt er den krampflösenden und hustendämpfenden Effekt anderer Pflanzen, wie Thymian oder Pimpinelle, von Pflanzen also teilweise seiner eigenen Gruppe. Daß sich Pflanzen derselben Gruppe im Gemisch sozusagen multiplikativ verstärken, ist nicht die Regel. Nur wenn sie über einen grundsätzlich verschiedenen Wirkmechanismus arbeiten: das ist bei Sonnentau und Thymian oder Pimpinelle der Fall.

Solche Besonderheiten und Feinheiten dürfen aber den Blick für die grundsätzliche Typeneinteilung nicht trüben, denn nur von hier aus kann man entscheiden, welche Pflanze wann angebracht ist und welche Regeln man beim Erstellen sinnvoller Teegemische befolgen sollte.

Die folgenden Ausführungen sollen den Überblick über die in diesem Buch näher beschriebenen Brust- und Hustenmittel erleichtern:

Die schleimhaltigen Hustenmittel (Mucilaginosa)

Ihre Wirkung beruht in erster Linie auf ihrem Schleimstoffgehalt (*Mucin* = Schleimstoff). Die zugeführten Schleimstoffe legen sich über die Bronchialschleimhaut und schützen diese. So wird die Empfindlichkeit der Bronchialschleimhaut herabgesetzt, die erhöhte Reizbarkeit für Hustenreize gemindert und das Wundgefühl in den Bronchien beseitigt. Die schleimhaltigen Hustenmittel (siehe Tabelle) sind deshalb im **akuten** Stadium jeder Bronchitis angebracht, aber auch während der akuten Schübe, wie sie im Verlauf einer chroni-

Die schleimhaltigen Hustenmittel

Pflanze	Meist verwendeter Pflanzenteil	Besonderheiten
Eibisch (Seite 74 ff)	Wurzel	Klassisches Mittel für die akute Entzündung der Atemwege. Schleimstoffgehalt: 35 Prozent.
Wilde Malve (Seite 78 ff)	Blüten	Durch zusätzlichen Anthocyangehalt sulfonamidähnliche Wirkung gegen Bakterien. Als Vorbeugungstee gut geeignet, auch bei längerem Gebrauch.
Huflattich (Seite 80 ff)	Blätter	Durch zusätzliche Bitterstoffe auch beim chronischen Reizhusten des älteren Menschen gut geeignet (Emphysem, Silikose).
Spitzwegerich (Seite 82 ff)	Blätter	Durch zusätzlichen Kieselsäuregehalt auch Aufbauwirkung. Gehalt an natürlichem Antibiotikum ermöglicht die Herstellung von dauerhaftem Sirup.
Königskerze (Seite 84 ff)	Blüten	Durch zusätzlichen Rutin- und Hesperidingehalt bei Grippe-Bronchitis gut geeignet. Durch zusätzlichen Saponingehalt auch auswurffördernd.

schen Bronchitis immer wieder vorkommen. Es gibt eine ganze Reihe sonstiger schleimhaltiger Pflanzen, doch bringen diese – speziell vom Blickwinkel des Hustenmittels gesehen – keine Erweiterung.

Erwähnenswert sind: Die Stockrose *(Althaea rosea)*, die man mit dem Eibisch vergleichen kann, nur daß bei ihr die Blüten verwendet werden. Dann das Isländische Moos *(Cetraria islandica);* ein ausgesprochen starkes Schleimmittel mit zusätzlichem Bitterstoffgehalt, also mehr dem Huflattich entsprechend. Man könnte Isländisches Moos zudem für Hustenzwecke vorteilhaft verwenden, nicht zuletzt auch, weil es zu den preislich günstigsten Pflanzen gehört. Es ist auch in einer Reihe fertiger Teemischungen gegen Husten enthalten. Seine Hauptwirkung aber ist bei den Erkrankungen des Magens gelegen. Darüber ist im Rahmen dieser Reihe ausführlich berichtet. Die Lungenflechte *(Sticta pulmonaria)* und die Bartflechte *(Usnea barbata)* sind weitere Pflanzen mit ähnlicher Wirkung wie das Isländische Moos. Die Bartflechte hat auch antibakterielle Wirkung, deshalb gibt es sie als Lutschtablette gegen Angina. Auch der Lein enthält große Mengen an Schleim. Sein Hauptanwendungsgebiet aber ist die Verdauung.

Die auswurffördernden Hustenmittel (Expectorantia)

Hierzu gehören in erster Linie die saponinhaltigen Mittel. Sie wirken auf Grund ihrer Oberflächenaktivität. Der zähe Schleim wird (in Wasser) aufgelöst, das heißt regelrecht verflüssigt. So kann man ihn leichter abhusten. Ähnlich wie Seife Schmutz oder Schleim mit Hilfe von Wasser von den Fingern waschen kann. Daher der Name *Saponine* für diese Stoffgruppe, denn „Sapo" heißt „Seife". Einige saponinhaltige Pflanzen – nicht alle – wirken auswurffördernd. Man setzt sie hauptsächlich bei der **chronischen** Bronchitis mit zähem, trockenem Schleim ein. Wenn man diese Mittel nimmt, muß man zugleich für ausreichende Flüssigkeitszufuhr sorgen, denn sonst fehlt gleichsam der Seife das Wasser.

Man kommt mit den in der Tabelle aufgeführten drei saponinhaltigen Pflanzen gut aus. Wenn es nur um die Saponine ginge, würde die Schlüsselblume allein genügen, denn sie hat weltweit den größten Saponingehalt – nur die ausländische Senegawurzel kommt ihr gleich.

Natürlich gibt es noch weitere Mittel mit schleimlösender Wirkung. Die Pimpinelle oder Bibernelle *(Pimpinella saxifraga),* welche nicht selten in Hustenmischungen verwendet wird, vor allem in Form ihrer Tinktur. Ihr steht im botanischen Verwandtschaftsgrad der Anis sehr nahe. Bei dem aber ist die Saponinwirkung sehr gering, dafür hat er eine sehr brauchbare bronchialerweiternde Wirkung. Davon macht man häufig Gebrauch: Die Früchte sind auch in der fertiggemischten *Species pectorales Dab VI* enthalten (siehe Tabelle Seite 72).

Sehr gerne wird Anis auch in Form eines ammoniakalischen Wassers *(Liquor ammonii anisati)* hinzugemischt.

Species pectorales Dab VI	
Bestandteil	
Teile	
Eibischwurzel	8,0
Süßholzwurzel	3,0
Veilchenwurzelstock	1,0
Huflattichblätter	4,0
Königskerzenblüten	2,0
Anisfrüchte (zerstoßen)	2,0

Zu Tinkturen und Extrakten anderer Pflanzen. Einige solcher Rezepte werden angeführt. Für sich allein wird Anis höchst selten verwendet, deshalb ist ihm hier kein eigener Abschnitt gewidmet. Wohl aber wird über ihn im Rahmen dieser Serie ausführlich berichtet.

Ein früher und nach wie vor sehr häufig gebrauchter Saponinträger ist das Seifenkraut *(Saponaria officinalis)*. Hier sagt schon der Name alles. Doch obwohl die Seifenkrautwurzel 5 Prozent Saponine enthält, ist sie hier nicht speziell abgehandelt. Sie bringt nichts Neues gegenüber der Schlüsselblumenwurzel und wurde durch diese auch völlig verdrängt. Man müßte sie als „Schlüsselblumenwurzel-Ersatz" bezeichnen. Doch hat man vor nicht langem festgestellt, daß das Seifenkraut bei der äußerlichen Anwendung gegen Hautpilze wirkt. Hier könnte ein spezielles Wirkgebiet entstehen.

Das Lungenkraut *(Pulmonaria officinalis)* schließlich besitzt ebenfalls geringe Mengen an Saponinen. Beträchtlicher aber ist sein Gehalt an Kieselsäure.

Die krampflösenden Hustenmittel (Bronchiolytica)

Sie wirken auf Grund ihres ätherischen Öls (Thymian) oder auf Grund spezieller Wirkmechanismen (Sonnentau). Es

Die auswurffördernden Hustenmittel		
Pflanze	Meist verwendeter Pflanzenteil	Besonderheiten
Schlüsselblume (Seite 86 ff)	Wurzel	Klassisches (heimisches) Mittel zum Schleimlösen bei der trockenen chronischen Bronchitis. Saponingehalt: bis 10 Prozent.
Wohlriechendes Veilchen (Seite 88 ff)	Wurzelstock	Durch zusätzlichen Anthocyangehalt sulfonamidähnliche Wirkung gegen Bakterien. Durch zusätzlichen Schleimstoffgehalt auch beruhigend. Übergang zur Gruppe der schleimhaltigen Mittel.
Echter Alant (Seite 90 ff)	Wurzel	Durch zusätzliches ätherisches Öl krampflösend. Durch zusätzliche Bitterstoffe kräftigend bei chronischer Bronchitis mit allgemeiner Schwäche.

Die krampflösenden Hustenmittel

Pflanze	Meist verwendeter Pflanzenteil	Besonderheiten
Echter Thymian (Seite 92 ff)	Kraut	Neben der krampflösenden Wirkung durch zusätzliche Saponine auch eine auswurffördernde.
Sonnentau (Seite 95 ff)	Kraut	Brauchbare hustendämpfende Wirkung nur in kleinen Dosen. Verstärkt die Wirkung anderer Kräuter. Gefäßverkalkungs-Vorbeugungsmittel.

---

kommt zur Erweiterung der Bronchien, daneben auch zu einer direkten Dämpfung des Hustenreizes. So kann man diese Pflanzen (siehe Tabelle oben) auch als hustendämpfende Mittel bezeichnen. Die hustendämpfende Wirkung ist zwar nicht so stark wie beim *Opium* und dem aus diesem isolierten *Codein,* dafür aber um vieles unbedenklicher.

Auch hier gibt es einige vergleichbare Pflanzen. Die Pestwurz *(Petasites hybridicus),* eine botanische Verwandte des Huflattich, wurde früher häufig zur Krampfstillung, auch bei Husten, verwendet. Sie ist dann in Vergessenheit geraten. Es ist aber möglich, daß die Pestwurz auf Grund neuerer Forschungsergebnisse eine Wiedergeburt erlebt. Der Efeu *(Hedera helix)* enthält ebenfalls eine krampflösende Substanz. Daneben auch Saponine mit auswurffördernder Wirkung. Für sich allein wird Efeu seltener verwendet, wohl aber in handelsfertiger Mischung mit anderen Pflanzen – gegen Keuchhusten und Kinderasthma hauptsächlich. Das Fettkraut *(Pinquicula vulgaris)* schließlich wirkt ähnlich wie der Sonnentau.

Das richtige Mischen von hustenwirksamen Kräutern

Mehr als bei anderen Leiden ist das Mischen bei „Brusttees" nicht nur gebräuchlich, sondern auch berechtigt. Das liegt auch daran, daß es die klare, einfache Trennung in akute Bronchitis, welche nur Schleimstoffe benötigt, in chronische Bronchitis, welche nur die Lösung ihres zähen Schleims braucht, und in reine Krampfhustenformen, welche nur beruhigt werden wollen, nicht immer gibt. Häufig bestehen Mischformen, mit einer Notwendigkeit im Vordergrund und einer anderen nebenbei. Dementsprechend mischt man die Kräuter. Beispiele:

◆ **Akute Bronchitis** mit ausgesprochen starkem Hustenreiz. Man braucht einen schleimhaltigen Hustentee, welcher zugleich das Husten dämpft: Eibischwurzel *(Radix althaeae),* Spitzwegerichblätter *(Folia plantaginis),* Thymiankraut *(Herba thymi)* und Sonnentaukraut *(Herba droserae)* zu gleichen Teilen. 2 Teelöffel des Gemisches werden mit 1/4 Liter siedendem Wasser überbrüht, 10 Minuten gut gedeckt ziehen lassen, abseihen. In kleinen Schlukken mehrmals täglich heiß trinken, eventuell mit Honig süßen.

Hier haben wir zwei Pflanzen aus der Gruppe der schleimhaltigen Mittel und die beiden aus der Gruppe der krampflösenden Mittel. Eibisch und Spitzwegerich führen die Schleimstoffe zu. Thymian und Sonnentau lösen und dämpfen den Hustenreiz. Auswurffördernde Mittel sind nicht gefragt, sie würden uns stören. Also gibt es in diesem Gemisch keine Pflanze aus jener Gruppe. Der Sonnentauanteil ist klein genug bei vier Kräutern zu gleichen Teilen.

◆ Trockene Bronchialschleimhäute bei **subakuter** oder **chronischer Bronchitis.** Hier ist die Verflüssigung und Auswurfförderung gefragt: Schlüsselblumenwurzel *(Radix primulae)* und Königskerzenblüten *(Flores verbasci)* zu gleichen Teilen. Dieselbe Zubereitung wie bei der ersten Mischung. Viel Flüssigkeit trinken.

Hier ist die Schlüsselblume mit ihrem hohen Saponingehalt die führende Pflanze. Die Königskerze ist jene schleimhaltige Pflanze, die auch Saponine in brauchbarer Dosierung enthält, vorwiegend aber den Schleim. Das ist vor allem bei subakuten Formen gefragt, denn da ist die Schleimhaut empfindlich. Hustendämpfende Mittel sind in solchen Fällen selten notwendig.

Wenn doch, fügt man Thymian hinzu. Dann hat man je einen Vertreter aller drei Gruppen: Schlüsselblumenwurzel *(Ra-*

dix primulae), Königskerzenblüten *(Flores verbasci)* und Thymiankraut *(Herba thymi)* zu gleichen Teilen. Dieselbe Zubereitung wie bei den anderen Mischungen.

◆ **Keuchhusten** oder **Krampfhusten** bei Asthma und Emphysem-Bronchitis: Thymiankraut *(Herba thymi)*, Sonnentaukraut *(Herba droserae)*, Huflattichblätter *(Folia farfarae)* und Anisfrüchte *(Fructus anisi)* zu gleichen Teilen. Dieselbe Zubereitung wie bei den anderen Mischungen.

Hier führen die beiden krampflösenden Pflanzen das Geschehen an. Die Anisfrüchte ergänzen mit ihren bronchialerweiternden und flimmerhärchenaktivierenden Wirkungen (damit Sekret besser nach außen gelangt). Huflattich bringt Schutz durch seine Schleimstoffe, Kräftigung durch seine Bitterstoffe. Er ist das große Emphysem-Lungenblähungs-Mittel.

(Sollte bei allzu trockenen Bronchien ein Saponin zum Lösen erwünscht sein, dann empfiehlt sich hier das wohlriechende Veilchen zusätzlich in die Mischung. Es hat ausreichend Saponine und unterstützt die beruhigende Wirkung von Thymian und Sonnentau.

In der Folge werden die einzelnen Heilpflanzen gesondert besprochen.

Der Eibisch
(Althaea officinalis L.)

▨ Vorsichtsmaßnahmen: Die Pflanze selbst ist ausgesprochen ungiftig. Nebenwirkungen sind nicht bekannt. Doch gibt es einige Unverträglichkeiten: Eibisch **verträgt sich schlecht mit gerbstoffhaltigen Pflanzen.** Von Blutwurz, Eichenrinde, Heidelbeere und schwarzer Johannisbeere (bei beiden sind die Blätter ebenso wie die Früchte gerbstoffhaltig) sollte man also nicht zugleich mit Eibisch Gebrauch machen. Eibisch **verträgt sich nicht mit Eisen-Ionen.** Daher keine Eisengefäße für die Abkochung des Gurgelwassers verwenden! Eibisch ist **sehr pilzanfällig.** Bei unachgemäßem Trocknen ist das Material schnell damit verseucht. Dem Selbstsammeln und Selbstaufbereiten setzt das Grenzen. Apothekenware ist verläßlicher.

◆ Inhaltsstoffe: 35 Prozent Schleim, bestehend aus *Galacuronrhamanen* und *Arabinogalactanen sowie Glucanen;* diese Stoffe lösen sich in kaltem Wasser. 38 Prozent Stärke; diese löst sich nur in heißem Wasser. Da man bei der innerlichen Anwendung des Eibisch nur die Schleimstoffe haben will, wird der Auszug auf kaltem Weg zubereitet. Die Abkochung wählt man nur für Gurgelzwekke. Teemischungen mit Eibisch werden meist überbrüht. (Bei Teemischungen hält man sich an die Zubereitungsmöglichkeit der empfindlichsten der beteiligten Pflanzen. Man kann aber auch getrennt zubereiten: Eibisch als Kaltauszug, die anderen Pflanzen durch Überbrühen. Und dann zusammenmischen.) Weitere Inhaltsstoffe sind: je 10 Prozent *Pektin* und Rohrzucker sowie zahlreiche Mineralien und Spurenelemente.

◆ Vorkommen: Von Südosteuropa gelangte der Eibisch nach Mitteleuropa. Wild kommt die Pflanze eher selten vor, nur in Meeresnähe und auf salzigen Böden, wie in der Umgebung von Salinen. Der Großteil des medizinisch verwendeten Materials stammt aus Kulturen.
◆ Verwendete Pflanzenteile: Die Wurzel, ferner die Blätter und die Blüten.

Der Eibisch war schon im Altertum bekannt und fand vielerlei Anwendung. Innerlich bei den akuten Entzündungen der Atemwege, äußerlich zur Beschleunigung der Reifung von Abszessen. Darüber hat schon Dioscorides in seiner um 50 nach Christus erschienenen Arzneimittellehre „De materia medica" berichtet. Auch die Wirkung des Eibisch auf die Darmschleimhautentzündung wird hier hervorgehoben. Galenus dann, Leibarzt von Marc Aurel und von Commodus, widmete dem Eibisch einige Aufmerksamkeit. Der große Arzt und Gestalter der Ordnung von Latwergen, Dekokten, Extrakten, Tinkturen, Mixturen und Salbenzubereitungen lobte die „schmerzstillende" Wirkung des Eibisch ebenso wie die „heilende".

Kaiser Karl der Große war vom Eibisch so eingenommen, daß er dessen Anbau in Klostergärten durch ein Edikt regelrecht befahl. So entstanden vor mehr als tausend Jahren die ersten großflächigen Eibischkulturen. Man nannte den Eibisch damals auch *Bi-Salvum,* das heißt „doppelt so wie der Salbei". Gemeint war: doppelt so heilsam.

Der Eibisch ist also schon lange hoch im Kurs. Heute wird er in erster

Linie als Hustenmittel verwendet. Und zwar bei der akuten Entzündung der Atemwege. Da ist Eibisch als schleimhaltiges Mittel das erste, das zur Anwendung kommt. Ebenso wie die wilde Malve oder der Huflattich. Denn zuerst, beim frischen Auftreten der Atemwegserkrankung, soll die entzündlich gereizte Schleimhaut beruhigt werden.

Erst wenn sich unter der schützenden Schleimschicht von unten her junge Schleimhaut gebildet hat, greift man zu den saponinhaltigen Aushust-Mitteln wie Schlüsselblume oder Alant. Manchmal kann es, auch durch forciertes Aushusten, dazu kommen, daß die Schleimhäute der Atemwege wieder gereizt sind und daher eine neuerliche Beruhigung erwünscht ist. Dann greift man wieder vermehrt auf die schleimhaltigen Pflanzen wie den Eibisch zurück.

Auf dieselbe Weise wie bei den Atemwegen wirkt der Eibisch auch bei anderen Organen: Schleimhäute oder auch die Haut werden vorübergehend geschützt und beruhigt, eine Abheilung und ein Neu-Wachstum von darunterliegenden Schichten kann so schneller und besser erfolgen. Deshalb wird Eibisch auch bei schleimhautbedingten Magenbeschwerden sowie bei Durchfällen und den damit verbundenen Darmbeschwerden gerne genommen.

Bei Halsweh wird die Wurzel, so wie sie ist, also unzubereitet, gekaut. Der Schleim löst sich ja auf kaltem Wege aus der Wurzel.

Abkochungen von Eibisch werden für Gurgelzwecke und für Wundauflagen verwendet. Innerlich macht man von der Abkochung eigentlich keinen Gebrauch. Das soll eigens erwähnt werden, denn auch im „Deutschen Arzneibuch" wird zwar von einer Abkochung *(Dekokt)* gesprochen, es wird aber darauf hingewiesen, daß die Zubereitung trotzdem als Kaltwasserauszug *(Mazerat)* zu erfolgen hat, will man den Eibisch innerlich verwenden. Man hat einfach den alten Namen belassen, auch nachdem man von der entsprechenden Herstellungsart abgekommen war. Das gilt natürlich nur für den Eibisch. Bei den anderen Pflanzen bereitet man so zu, wie es benamt wird.

◆ *Infus:* Aufguß, Überbrühung – üblich bei den zarten Pflanzenteilen, wie Blüten, Blättern, Samen.
◆ *Dekokt:* Abkochung – üblich bei den harten Pflanzenteilen wie Hölzern, Rinden, Wurzeln.
◆ *Mazerat:* Kaltwasserauszug – üblich bei den schleimhaltigen Pflanzen und bei Baldrian.

Eine weitere besondere Verwendung des Eibisch ist die als **Aufbautee für den Winter**. Hier in der Zeit vom 22. Dezember bis zum 6. Januar des nächsten Jahres je 1 Tasse Eibischwurzeltee trinken. Angestrebt wird dabei der allgemeine Aufbau des Körpers. Zuvor, vom 6. bis 21. Dezember, wurde er mit Hilfe von Tausendguldenkraut gereinigt.

Die Anwendungen

✄ Der **Tee**: 2 Teelöffel geschnittener Eibisch**wurzeln** werden mit 1/4 Liter kaltem Wasser übergossen. 1/2 Stunde stehen lassen und mehrmals umrühren. Anschließend durch ein Etamin abseihen. Erst jetzt auf Trinktemperatur erwärmen. 3mal 1 Tasse. Bei der Anwendung dieses Eibischtees zu Hustenzwecken wird das Süßen mit Honig empfohlen. Wenn man den Eibischtee aber für andere Zwecke trinkt (Magen, Durchfall), dann sollte man ihn nicht süßen.

In der Volksmedizin wird auch gerne der Eibischtee aus den **Blättern** oder den **Blüten** zubereitet. Auch hier wird prinzipiell der Kaltwasserauszug praktiziert: 2 Teelöffel Blätter und/oder Blüten werden mit 1/4 Liter kaltem Wasser übergossen usw. – wie bei der Wurzel. Der Schleimgehalt der Blätter und Blüten ist bedeutend geringer als jener der Wurzel.

Für **Eibischsirup** gibt es mehrere Rezepte für den Hausgebrauch:

◆ 1 Teelöffel Eibischwurzeln wird in einen Filter gegeben und mit einer Mischung aus 1 Gramm Alkohol und 45 Gramm Wasser übergossen. Das Abgeronnene wird nun etwa 1 Stunde lang immer wieder über den Filter gegossen. Die so gewonnene Flüssigkeit wird mit doppelt soviel Zucker vermischt und aufgekocht. Nach dem Abkühlen wird der entstandene Sirup in eine dunkelgefärbte Flasche gefüllt. Kühl lagern!
◆ 1 Teelöffel Eibischwurzeln wird in 45 Gramm kaltem Wasser angesetzt und über Nacht stehen gelassen. Am nächsten Tag abseihen, mit 70 Gramm Zucker vermischen und aufkochen. Lagerung wie oben.

◆ Was für viele am besten sein wird: Man läßt sich den Sirup in der Apotheke zubereiten. Beispiel für ein Rezept: *Rp. Sirupus althaeae* (Eibischsirup) 30,0; *Liqu. ammon. anisat* (ammoniakal. Anistropfen) 5,0; *Aqu. dest.* (destilliertes Wasser) ad 200,0. Etwa 2stündlich 1 Eßlöffel, vor Gebrauch schütteln. In diesem Rezept sind Anis und Ammonium dabei, welche beide die Wirkung des Eibisch verstärken. Das „ad" hinter dem destillierten Wasser heißt: „auffüllen auf". In Wirklichkeit werden also nur 165 Milliliter destilliertes Wasser hinzugefügt. Auch zusammen mit Fenchelhonig und Spitzwegerichsirup wird der Eibischsirup gemischt, gewöhnlich zu gleichen Teilen. Sehr gut für Kinder, auch vom Geschmack her. Die Dosierung ist dann: alle 2 Stunden 1 **Tee**löffel.

Der **Absud** wird nur für äußerliche Zwecke, für Bäder und Mundbäder verwendet. Bei Halsschmerzen, Rachenentzündung, Zahnfleischentzündung: 50 Gramm Eibischwurzeln auf 1 Liter Wasser, 5 Minuten kochen lassen, 15 Minuten ziehen lassen. Mehrmals täglich gurgeln oder den Mund spülen.

Von allen Anwendungsarten gibt es fertige Arzneispezialitäten: Hustentropfen, Hustensäfte; auch äußerliche Fertigzubereitungen enthalten Eibisch neben anderen Pflanzen.

Sammeltips

Am ehesten findet man den Eibisch wild wachsend noch in den Mittelmeerländern, und zwar in Küstennähe. Er steht nicht unter Naturschutz, doch weil er selten geworden ist, sollte man ihn stehen lassen bzw. der heimischen Bevölkerung nicht wegnehmen. Wenn aber schon, dann werden die Blätter im Juni gesammelt, jedoch jeweils nur ein Drittel pro Wurzel, da sich sonst letztere nicht gut entwickelt. Die Blüten werden im August geerntet, die Wurzel im Spätherbst. Man kann den Eibisch im Garten selbst ziehen.

Die wilde Malve
(Malva silvestris L.)

✳ Vorsichtsmaßnahmen: Nebenwirkungen sind nicht bekannt. Die wilde Malve ist auch nicht so empfindlich wie der Eibisch.

◆ Inhaltsstoffe: Zusätzlich zu den Schleimstoffen ähnlicher Art wie beim Eibisch enthält die wilde Malve auch ein *Anthocyan*. Das ist ein Farbstoff, welcher gegen Bakterien wirkt. Deshalb ist der Malventee bei Durchfallerkrankungen wirksam. Anthocyane kommen auch in roter Bete (rote Rübe), in Heidelbeeren und in schwarzen Johannisbeeren vor. Ferner in der Blutwurz. Die Bakterien werden durch diesen Farbstoff „gefärbt" und gleichzeitig geschädigt: sie können sich nicht mehr weiterentwickeln. So wirken diese Anthocyane der natürlich wachsenden Pflanzen nach demselben Prinzip wie die bekannten Sulfonamide *Salvarsan* oder *Prontosil.*
◆ Vorkommen: Das Ursprungsgebiet dürfte Osteuropa und der mittlere Osten Asiens sein. Sie wächst wild auf Schutt-

plätzen, an Mauer- und an Wegrändern. In der freien Natur findet man die wilde Malve viel häufiger als den mit ihr eng verwandten Eibisch.
◆ Verwendete Pflanzenteile: Im Unterschied zum Eibisch in erster Linie die Blüten. Dann die Blätter, das gesamte oberirdische Kraut. Die Wurzel wird nur gebietsweise verwendet (z. B. Frankreich).

Auch die verschiedenen Malvenarten sind schon im Altertum bekannt und beliebt gewesen. Der römische Schriftsteller Plinius der Ältere – beim Vesuv-Ausbruch im Jahre 79 nach Christus ums Leben gekommen – behauptete sogar, daß man an dem Tag, an welchem man einen Malven-Trunk mache, nicht mehr krank werden könne.

Die Vorstellungen von Plinius, die er in seinem berühmten 37bändigen Werk *„Naturalis historia"* niederschrieb, galten bis in das 18. Jahrhundert als verläßlich. Also verwundert es nicht, daß Kaiser Karl der Große neben dem Eibisch auch die Malve anbauen ließ. Sogar in den kaiserlichen Gärten. Auch die heilige Hildegard von Bingen schrieb der Malve so ziemlich jede heilsame Fähigkeit zu. Zusätzlich aber war die Malve im Altertum auch als Gemüse sehr beliebt.

Heute wird die *Malva silvestris* (die „wildwachsende" Malve oder Große Käsepappel) mehr für den innerlichen Gebrauch verwendet, während die *Malva neglecta* (die „vernachlässigte" Malve oder Kleine Käsepappel) häufiger äußerlich angewandt wird. Es ist aber, von der heilsamen Wirkung her gesehen, kein großer Unterschied zwischen den beiden verwandten Unterarten.

Etwas ganz anderes aber ist der sogenannte „Malva-Tee" oder „Malvenblütentee", welchen man im Handel erhält. Wohl stammt auch dieser von einer Malvenart, nämlich vom *Hibiscus sabdariffa*, der „Roten Malve". Diese wird aus Ceylon, Java oder aus dem Sudan eingeführt. Sie enthält verschiedene Fruchtsäuren, wodurch ein angenehm schmeckender Erfrischungstee entsteht. Hustenwirkung aber hat er keine. Unsere heimischen Malven, die „Große" oder die „Kleine" Käsepappel also, haben eine ähnliche Wirkung wie der Eibisch: Schutz der Schleimhäute vor allem der Atemorgane. Besonders im Anfangsstadium von Entzündungen im Rachen, in den Bronchien, aber auch in Magen, Darm, der Harnblase ist das von Wert. Die krank werdenden Zellen, selbst Schleimbereiter, erhalten eine Art Kunstschleim und erholen sich schneller.

Vielleicht war das Loblied von Plinius auch so gemeint: Wenn man jeden Tag Malventee trinkt, dann trinkt man ihn auch an dem Tag, an dem sich gerade die Entzündung ausbreiten will. Und nun fängt man diese eben sofort wieder ab. Gegen eine tägliche Tasse Malventee ist auch nichts einzuwenden, es sind keine Schädigungen durch Dauergebrauch bekannt. Zwar darf man nicht glauben, nun gegen **alles** gefeit zu sein, so wie die Italiener des 16. Jahrhunderts, welche die Malve auch *Omnimorbia* („gegen alle Krankheiten") nannten; die Entzündungsneigung der Atemwege und auch der Harnblase – wichtig, weil häufig – ist

doch eingeschränkt. Das ist schon viel. Man muß bei der Malve auch ihren Gehalt an Anthocyanen in Rechnung stellen: Das sind Farbstoffe, welche eine nachgewiesene bakterienwachstumshemmende Wirkung haben. Auch ein wenig Blausäure ist in diesen Anthocyanen enthalten. Viel zu wenig, um den Menschen zu schädigen, genug aber, um dem einen oder anderen Bakterium den Garaus zu machen.

Die Anwendungen

✂ Der **Tee** wird gewöhnlich als **Kaltauszug** gewonnen: 2 Teelöffel Blüten oder Blätter oder Kraut oder eine Mischung derselben werden mit 1/4 Liter kaltem bis lauwarmem Wasser übergossen. Unter gelegentlichem Umrühren mindestens 5 Stunden ziehen lassen. In kleinen Schlucken trinken. Bei Husten ist das Süßen mit Honig möglich.

Auch der **Aufguß** ist gebräuchlich. Er ist wirksam, wenn auch der Schleim nicht ganz so gut herausgezogen wird wie beim Kaltauszug: 2 Teelöffel Blüten oder Blätter oder Kraut oder eine Mischung derselben werden mit 1/4 Liter siedendem Wasser überbrüht. 10 Minuten gedeckt ziehen lassen. Abseihen, in kleinen Schlucken trinken.

Es gibt bewährte **Mischungen**. Zum Beispiel mit Fenchel und Anis: Malvenblätter 20,0; Fenchelfrüchte 5,0; Anisfrüchte 5,0. Davon nimmt man 2 Teelöffel zum heißen Aufguß.

Fenchel und Anis haben eine Doppelwirkung. Sie sind blähungswidrig auf der einen Seite (hier ist Fenchel stärker), und sie lösen das verhärtete Bronchialsekret anderseits (hier ist Anis stärker). Auch die Malve wirkt doppelt: auf die Schleimhäute der Atmungsorgane ebenso wie auf die des Verdauungstrakts. So hat dieser Tee naturgemäß eine sehr breite Wirkung.

Der **Absud** wird vorzüglich für äußere Zwecke verwendet: für Sitzbäder, zum Erweichen von Verhärtungen der Haut, aber auch zum Gurgeln und Mundspülen: 50 Gramm eines Gemisches von Blüten und Blättern oder das ganze Kraut werden in 1 Liter Wasser 5 Minuten gekocht, dann 15 Minuten ziehen lassen. Mehrmals täglich gurgeln oder mundspülen.

Die Malve ist auch Bestandteil von fertigen Arzneispezialitäten, hauptsächlich von Teegemischen und erweichenden *Kataplasmen* (Breiumschlägen).

Sammeltips

Die Erntezeit ist von Juni bis August. Gesammelt werden die Blüten mitsamt Kelch, aber ohne Stiel, die Blätter oder das ganze Kraut. Die Trocknung erfolgt an einem schattigen, luftigen Ort. Die jungen Sprosse der Malve wurden früher als Gemüse gegessen. Der Stengel besonders der Kohlmalve *(Malva crispa L.)* liefert hervorragende Bastfasern.

Der Huflattich
(Tussilago farfara L.)

✠ Vorsichtsmaßnahmen: Wenn man den Tee aus den Blüten des Huflattich zubereitet, sollte man vor dem Trinken gut filtrieren, um die feinen Haare, welche den Rachen reizen können, zu entfernen. Ansonsten ist Huflattich gut verträglich.

◆ Inhaltsstoffe: Schleimstoffe, in den Blättern weit mehr als in den Blüten, sowie Bitterstoffe.

◆ Vorkommen: Auf lehmigen Böden weit verbreitet. Bis 2 600 Meter Höhenlage.

◆ Verwendete Pflanzenteile: Meist die Blätter, in der Volksmedizin auch die Blüten und die Wurzeln.

Der Huflattich hat seinen lateinischen Namen von seiner Wirksamkeit als Heilpflanze: *Tussilago* heißt nämlich „Hustenvertreiber". Als der Schwede Carl von Linné dieser Pflanze ihren lateinischen Namen gab, um 1750, da war deren Wirkung schon lange bekannt und erprobt. Auch auf deutsch gibt es für den Huflattich einen Namen, der dasselbe aussagt: „Brustlattich".

Der Huflattich besitzt neben den Schleimstoffen auch brauchbare Mengen an Bitterstoffen. Dadurch setzt er sich vom Eibisch und von der Malve ein wenig ab – nicht so sehr für das akute Geschehen setzen wir den Huflattich am besten ein, sondern für das chronische. Für den chronischen Reizhusten beim älteren Menschen mit *Lungenemphysem* (Lungenblähung) oder bei der häufigen, meist berufsbedingten *Silikose*.

Diese auch „Steinstaublunge" genannte Erkrankung ist die volkswirtschaftlich bedeutendste Berufskrankheit. Ihr Anteil an allen entschädigungspflichtigen Krankheiten zusammen ist nicht weniger als 73 Prozent (BRD)! Erz- und Kohlenbergwerksarbeiter, Gießer, Ofenmaurer und ganz besonders die Gußputzer und Sandstrahlbläser sind gefährdet. Da man außer der Arbeitsplatz-Hygiene kein Heilmittel gegen die Silikose kennt, gewinnt der alte Huflattich einen besonderen Stellenwert:

Gefährdete Menschen und die, welche die Silikose bereits haben, sollten vor allem morgens eine Tasse Huflattichtee trinken. Am besten noch im Bett. Damit er auch gut warm ist, bereitet man diesen Tee am Abend im voraus zu – trinkt dann eine Abendtasse und gibt ihn in die Thermosflasche. Der Silikose-Gefährdete sollte sehr auf die morgendliche Bronchialtoilette achten – soviel als möglich vom Quarzstaub vom Vortag soll beseitigt werden. Hier hilft die Tasse Huflattichtee. Der bereits an der Silikose chronisch Erkrankte und der Mensch mit Lungenblähung, sie beide klagen über das morgendliche Husten, welches oft sehr quälend sein kann. Hier ebenso hilft die Tasse Huflattichtee. Man kann fast sagen, hier ist sie konkurrenzlos, vielleicht ein wenig in Vergessenheit geraten. Erinnern wir uns wieder daran!

Hinzuzufügen wäre noch: Je umweltverschmutzter die Gegend ist, in der man lebt, je mehr *Inhalationsnoxen* (Einatmungsschadstoffe) die Luft belasten, desto mehr an chronischer Bronchitis und chronischem Lungenemphysem gibt es in der Bevölkerung, um so mehr sollte man auf den Huflattich zurückgreifen. Hier ist er das richtige Kraut.

Wenn man vom Huflattich in diesem Sinn Gebrauch macht, dann am besten in **Intervallkuren**. 3 Wochen Kur zu 1–2 Tassen täglich, 1 Woche Pause. Auf diese Weise umgeht man einen eventuellen Gewöhnungseffekt, außerdem erfüllt man die allgemeine Forderung, von Bitterstoffträgern nicht unentwegt – jahrein, jahraus – Gebrauch zu machen. Die Pause aber bleibt nicht völlig ungenutzt. Man trinkt Malventee, wenn die Neigung zu frischen Erkältungen im Vordergrund steht. Oder Thymian und Sonnentau, wenn der chronische Reizhusten im Vordergrund steht.

Die Anwendungen

✂ Der **Tee**: 2 Teelöffel Huflattich**blätter** werden mit 1/4 Liter siedendem Wasser überbrüht, 10 Minuten ziehen lassen, abseihen. Eventuell mit Honig süßen. 2–3 Tassen täglich. Bei chronischer Bronchitis, Silikose und Lungenemphysem 1 Morgentasse trinken, noch im Bett.

Aus den **Blüten** wird auf dieselbe Weise ein Tee zubereitet: als Gurgelmittel sehr beliebt.

Die **Abkochung der Blätter** und auch der **Wurzeln** wurde in der Volksmedizin für die Behandlung von Hauterkrankungen benutzt.

Es gibt einen **Frischpflanzenpreßsaft**. 2–3mal täglich 1 Eßlöffel bei Erkrankungen der oberen Luftwege.

Huflattich ist auch häufiger Bestandteil fertiger **Hustentees**. Mit Thymian, Fenchel, Seifenkraut oder mit Königskerze, Anis, Süßholz und Eibisch bzw. mit Schlüsselblume und Sonnentau. Auch Pulvertees für den schnellen Einsatz gibt es (1 Teelöffel in 1 Tasse heißem Wasser).

Sammeltips

Huflattich findet man auf lehmigen oder tonigen Böden, z. B. fast immer in der Nähe von Ziegeleiwerken. Die Blätter werden im Mai und im Juni gesammelt. Man sucht sich jüngere, nicht mehr als handtellergroße Blätter und bevorzugt dabei solche, welche in der Sonne wachsen, denn sie sind wirkstoffreicher. Noch frisch zerschneiden und bei guter Temperatur an der Sonne trocknen.

Die Blüten werden vorher schon, im März, gesammelt. Der Huflattich heißt deshalb „Märzblume". Auch die Blüten müssen schnell getrocknet werden. Die jungen Huflattichblätter kann man als Gemüse verwenden. Man kann daraus Rouladen wie mit Kohlblättern machen.

Der Spitzwegerich
(Plantago lanceolata L.)

✖ Vorsichtsmaßnahmen: Keine besonderen.

◆ Inhaltsstoffe: Schleimstoffe, Kohlenhydrate, Mineralien. Auffallend viel Kieselsäure. Hier besteht der Übergang zu den eigentlichen Kieselpflanzen, wie Zinnkraut, Hohlzahn und Vogelknöterich. Man könnte den Spitzwegerich auch als hustenwirksame Kieselpflanze bezeichnen.

◆ Vorkommen: In ganz Europa weit verbreitet, an Wegrändern, Äckern, trockenen Wiesen bis 2 300 Meter Seehöhe.
◆ Verwendete Pflanzenteile: In erster Linie die Blätter, aber auch alle anderen Pflanzenteile oder das ganze Kraut finden Anwendung.

Es gibt mehrere Wegerichsorten, welche alle sehr weit verbreitet vorkommen. Den speziellen Namen „Wegerich", das heißt „an und auf Wegen vorkommendes Gewächs", verdient am ehesten der Breitwegerich, denn er bevorzugt wirklich hartgetretene, sauerstoffarme Böden. Die beiden anderen häufigen Formen, der mittlere Wegerich und der Spitzwegerich, wachsen mehr auf trockenen Wiesen und Äckern.

Die drei Verwandten waren schon im Altertum beliebt; der Breitwegerich mehr äußerlich, als Wundmittel und gegen Insektenstiche. Man legte die Blätter auf entzündete und geschwollene Stellen und erzielte rasch schmerzstillende Wirkung. Gelegentlich wurden der Breitwegerich und der mittlere Wegerich auch als Hustenmittel verwendet, hier aber ist der Spitzwegerich deutlich überlegen. Die Wirkstoffe sind bei ihm am besten konzentriert. Neben den Schleimstoffen enthält der Spitzwegerich ein natürliches Antibiotikum. Das ergibt eine, wenn auch geringe Wirkung gegen Bakterien, wie sie an Bronchialerkrankungen beteiligt sein können. Außerdem ermöglicht dieser Antibiotikumgehalt die Herstellung von haltbaren Sirups. Der Spitzwegerichsirup schimmelt auch bei längerem Aufbewahren nicht, obwohl er Zucker enthält. Denn das Pilzwachstum wird durch das Antibiotikum gehemmt.

Auch als Nahrungsmittel spielen die Wegerichsorten eine Rolle. Feinschmecker fügen die jungen Blätter gemischten Salaten hinzu. Deren herber Geschmack macht Salatplatten vollmundiger. Man nimmt die zarten Blätter vom März oder April. Wenn sie älter sind, dann werden die Blattrippen faserig. Mit Kresse, Huflattich, Löwenzahn, Schlüsselblume und Brennessel gehören die Wegerichblätter zu den großen Frühlingskräutern. Beim Wegerich spielt auch sein außergewöhnlicher Kieselgehalt eine Rolle. Wir alle nehmen ganz sicher nur einen Bruchteil jener Kieselmenge zu uns, den unsere steinzeitlichen Vorfahren verzehrten. Gräsersamen, Zinnkrautsprosse und bestimmte Blätter, wie eben die des Wegerich, stehen nicht mehr auf unserem Speiseplan. Eine mögliche Folge sind vermehrte Brüchigkeit der Knochen, erhöhte Zerreißbarkeit der Bänder, aber auch schwächere Haare und empfindlichere Haut.

Gerade deshalb sollte man von kieselhaltigen Nahrungsmitteln vermehrt Gebrauch machen. Im März und April fügt man Wegerichblätter, welche man ja wirklich überall findet, dem Salat zu. Je nach Geschmack. Bis zu 50 Gramm pro Person sind im Gemisch mit anderen Blättern und Früchten durchaus mundend. Auch für Suppen eignen sich Wegerichblätter ganz hervorragend (siehe Kasten). Zudem kann man in Brotaufstriche aus Magerquark (Topfen) feingehackten Wegerich geben. 1–2 Teelöffel pro 250 Gramm Magerquark ist die richtige Dosis.

Für Tierfreunde soll erwähnt werden, daß die reifen Fruchtähren des Breitwegerich – sie sind, zum Unterschied von denen des Spitz- oder mittleren Wegerich, lang wie die Ähren von Weizen oder Roggen – eines der besten

---

Alexander Humboldts Kräutersuppe*

2 Handvoll gemischte Kräuter – Spitzwegerich und/oder Breitwegerich, Gänseblümchen, Schafgarbenblätter, Brennesselblätter, Kerbel, Vogelmiere, Pastinakblätter – sowie 2 bis 3 frische Triebe der Gundelrebe werden feingeschnitten in 1 Liter kaltem Wasser angesetzt, zum Sieden erhitzt. Kurz aufwallen lassen. Währenddessen läßt man eine kleingeschnittene Zwiebel in Butter glasig anlaufen, staubt mit Mehl ab und gießt nun mit dem Kräuterabsud auf. Nach Bedarf salzen, Bestreuen der Suppe mit gerösteten Brotschnitten und feingehacktem Bärlauch.

Diese Suppe verspeiste Humboldt Jahr für Jahr im Frühling, regelrecht kurmäßig. Wenn man weiß, daß dieser große Universalgelehrte im Zuge seiner Reisen nicht weniger als 60 000 Pflanzen gesammelt hat und davon nur diese paar in seine Spezialsuppe hineinkomponierte, dann überlegt man sich doch, ob diese nicht etwas ganz Besonderes sein muß. Also: Nachvollziehen, zur Freude der Gesundheit!

* Aus: Graupe/Koller: „Delikatessen aus Unkräutern".

und gehaltvollsten Vogelfutter darstellen. Man sammelt sie im Hochsommer und trocknet sie für den Winter.

Die Anwendungen

✻ Der **Tee**: 2 Teelöffel Spitzwegerich**blätter** werden mit 1/4 Liter siedendem Wasser überbrüht, 10 Minuten ziehen lassen, abseihen. 2–3 Tassen täglich.

Spitzwegerich ist in zahlreichen **Brust-tees** einer der wesentlichsten Bestandteile. Meist im Gemisch mit Eibisch, Huflattich und Lungenkraut oder mit Schlüsselblumen, Fenchel und Thymian, je nachdem, ob man die beruhigende oder die auswurffördernde Wirkung mehr braucht.

Der **Sirup**: Er ist vor allem bei Kindern beliebt. Man kann ihn selbst herstellen: 2 Eßlöffel frisches oder getrocknetes Spitzwegerich**kraut** (in einem Mörser) gut zerreiben, dazu 2 Eßlöffel Wasser geben und das Gemisch zum Sieden erhitzen. Nun 4 Eßlöffel Honig dazugeben, gut umrühren und in einem verschließbaren Gefäß aufbewahren. Thymian-Honig eignet sich besonders, da er durch seine leicht hustendämpfende Wirkung den Spitzwegerich unterstützt. Man gibt von diesem Sirup bei Husten alle 1–2 Stunden 1 Teelöffel.

Man kann sich aber auch einen mit Fenchel aufgewerteten Spitzwegerichsirup in der Apotheke bereiten lassen. Nach folgendem Rezept: *Extractum plantaginis fluid.* (Spitzwegerichsaft) 10,0; *Mel. Foeniculi* (Fenchelhonig) 30,0; *Sirup. simpl.* (Sirupbasis) 50,0; *Aq.*

dest. (destilliertes Wasser) 50,0. Mehrmals täglich 1 Teelöffel.

Vom Spitzwegerich gibt es auch **Frischpflanzenpreßsäfte**. Man gibt hier 3–5mal 1 Eßlöffel bei leichten Bronchialerkrankungen.

Die **Homöopathie** verwendet den Breitwegerich *(Plantago major)*, meist die Urtinktur oder die beiden niedrigsten Potenzen. Die Anwendung richtet sich nicht gegen Erkältungskrankheiten, sondern gegen Zahnschmerzen und Kopfschmerzen sowie Gesichtsneuralgien. Ähnlich also wie bei der Königskerze. Dabei wird die Urtinktur vom Breitwegerich auch äußerlich verwendet. Vermischt mit Glycerin zum Einträufeln in die Gehörgänge bei Ohrenschmerzen oder zum Aufpinseln bei Zahnschmerzen.

Sammeltips

Für Heilzwecke sammelt man in erster Linie den Spitzwegerich. Die besten Blätter gibt es vor der Blütezeit, welche im Mai beginnt und im September endet. Aber auch über den ganzen Sommer kann man die Ernte einbringen. Im Schatten trocknen und gut verschlossen aufbewahren.

Die Königskerze
(Verbascum thapsus L.)

✻ Vorsichtsmaßnahmen: Alle Teezubereitungen der Königskerze sollten **filtriert** werden. Sowohl die Blätter als auch die Blüten besitzen feine Härchen, welche den Rachen und auch die Verdauungswege reizen können. Ansonsten sind bei normaler Dosierung keine Nebenwirkungen bekannt.

◆ Inhaltsstoffe: Schleimstoffe als Hauptwirkungsträger. Daneben ist aber auch saures *Saponin* enthalten. Das bedeutet, daß die Königskerze neben ihrer beruhigenden Wirkung auf die Atemwege auch eine auswurffördernde besitzt. Außerdem enthält die Königskerze *Rutin* und *Hesperidin*. Diese Stoffe wirken gegen „brüchige Blutgefäße". In Grippezeiten eine sehr erwünschte Wirkung.

◆ Vorkommen: In Mittel- und Südeuropa im Ödland und in steinigen Gebieten bis 1 800 Meter Höhenlage.

◆ Verwendete Pflanzenteile: Die Blätter und die Blüten.

Der Königskerze wurde im Laufe der Jahrhunderte alles mögliche an beachtlicher Wirkung zugeschrieben, unter anderem auch Mystisches: Mit Hilfe einer Beschwörungsformel solle sie gegen Gicht wirken, als Amulett getragen gegen Hirnschlag. Heute hat man, auf Grund der eindeutigen Wirkstoffe der Königskerze, ihr Anwendungsgebiet eingeengt.

Sie ist ein Schleimstoffmittel wie Malve oder Eibisch und zugleich bereits saponinhaltig wie die Schlüsselblume, wenn auch schwächer. Das ergibt einen nützlichen Effekt bei jenen Formen von chronischer Bronchitis, bei denen das Husten noch stärkeres Wundgefühl verursacht. In diese Richtung schützen die Schleimstoffe. Und die Saponine er-

möglichen den leichteren Auswurf, was bei jeder chronischen Bronchitis erwünscht ist.

Der zusätzliche Gehalt an Rutin und Hesperidin macht die Königskerze zu einem sehr brauchbaren Grippemittel. Das sind zwei einander nah verwandte Stoffe, welche dieselbe Wirkung haben wie das Vitamin P. „P" steht hier für *Permeabilität,* das heißt Durchlässigkeit. Bei allgemeiner Herabsetzung der körperlichen Kondition, bei älteren Menschen oder in Grippezeiten ist die Durchlässigkeit der kleinsten Blutgefäße erhöht. Blaue Flecken treten oft ganz von selbst auf. Hier können Rutin und Hesperidin heilsam einspringen. Deshalb ist die Königskerze auch bei älteren Menschen sehr beliebt. Es gibt viele Brust- und Grippe-Teemischungen, bei denen die Königskerze beteiligt ist (siehe Kasten).

Ein Beispiel für einen **Tee gegen Grippe mit Halsentzündung:**

Holunderblüten (Flores sambuci), Königskerzenblüten (Flores verbasci), Salbeiblätter (Folia salviae), Hohlzahnkraut (Herba galeopsidis)

zu gleichen Teilen.

2 Teelöffel der Mischung werden mit 1/4 Liter siedendem Wasser überbrüht, 10 Minuten gedeckt ziehen lassen, abseihen, in kleinen Schlucken, nicht zu heiß trinken. Man kann den Tee auch vorbeugend anwenden, etwa vor drohenden Grippewellen.

Die Anwendungen

❋ Der **Tee**: 2 Teelöffel Königskerzenblüten mit siedendem Wasser überbrühen, 10 Minuten ziehen lassen, durch ein
Etaminfilter abseihen. Gut warm in kleinen Schlucken trinken. Bei Bronchitis
und Asthma 3 Tassen täglich.

Seltener wird der Tee aus den **Blättern**
oder dem **Kraut**, welches vor dem Aufblühen der Königskerze geerntet werden
muß, zubereitet. Häufiger werden die
Blätter zur kühlenden Auflage bei Sonnenbrand verwendet. Es gibt handelsüb-
liche Teemischungen, an denen die Königskerze beteiligt ist: **Brusttees** mit
Spitzwegerich, Huflattich, Fenchel und
Süßholz. Die **Tinktur** gibt es zusammen
mit Codein als stark wirksames husten-
dämpfendes Mittel.

Der **Absud** wird als Gurgelmittel
bzw. für Teilbäder verwendet: 50 Gramm
Königskerzenblüten und/oder Blätter
werden in 1 Liter Wasser kalt angesetzt;
zum Sieden erhitzen, vom Herd nehmen,
15 Minuten ziehen lassen. Durch ein feines Tuch oder ein Etamin gut von den
Härchen befreien. Bei Halsentzündun-
gen mehrmals täglich gurgeln. Als **Ba-
dezusatz** hat die Königskerze eine stark
erfrischende Wirkung.

Interessant die Bedeutung der Königskerze in der **Homöopathie**: Hauptsächlich wird sie gegen die *Trigeminus-
neuralgie,* jenen äußerst schmerzhaften
und schwer zu beeinflussenden Ge-
sichtsschmerz, eingesetzt. Erst in zwei-
ter Linie gegen Erkältungskrankheiten
und Überanstrengungsheiserkeit.

Sammeltips

Hauptsächlich wird die gelbe Blumen-
krone, welche vorsichtig von der Pflanze
abgenommen wird, gesammelt. Ab Juni
bis September. Außer der großen, bis 2
Meter hoch wachsenden Königskerze
gibt es die kleine Königskerze und die
gemeine Königskerze. Verwechslungen
sind möglich, aber nicht von Bedeutung,
denn auch die beiden Verwandten haben
in etwa dieselbe Wirkung wie die große
Königskerze.

Die Schlüsselblume
(Primula veris L.)

✺ Vorsichtsmaßnahmen: Bei normaler
Dosierung sind keine Nebenwirkungen
bekannt. Die Wurzeln der Schlüsselblume sind naturgeschützt.

◆ Inhaltsstoffe: Das auswurffördernde
Saponin *Primulasäure A* ist in der
Schlüsselblume zu 5−10 Prozent enthal-
ten. Daneben das Glykosid *Primulave-
rin* und geringe Mengen an ätherischem
Öl. Ferner eine *Salicylsäure*-Vorstufe.
◆ Vorkommen: Weit verbreitet in ganz
Europa. Auf Wiesen. Im Wald gibt es ei-
ne gleichwertige, nahe Verwandte, die
Waldschlüsselblume *(Primula eliatior
Hill)*. Sie hat höheren Wuchs und schlan-
kere Blütenkelche.
◆ Verwendete Pflanzenteile: Die
Wurzel, in der Volksmedizin auch die
Blüten und die Blätter.

Der Name „Himmelschlüssel" war bereits im Mittelalter gebräuchlich, und es

ranken sich zahlreiche Legenden um diese Bezeichnung. Ab dem 16. Jahrhundert gibt es auch die Bezeichnung „Schlüsselblume". Es war die Zeit der großen Schlüsselbunde, mit denen vermögende Menschen von damals ihre Geldtruhen aufsperrten. Die Schlüsselblume mit ihren 6–10 Schlüsselchen an einem Stengel sieht wie eine verkleinerte Ausgabe dieser Schlüsselbunde aus.

Die Blätter der Schlüsselblume wurden früher gerne Frühlingssalaten zugefügt. Das hatte natürlich einen beachtlichen vorbeugenden Wert, gerade zur richtigen Zeit, von März bis Mai, wenn die Anfälligkeit am größten ist. Man sollte solche Gewohnheiten wirklich wieder aufnehmen. Die Blätter der Schlüsselblume darf man auch ohne weiteres selbst sammeln. Am besten schmecken die aus dem Inneren der Blattrosette. Auch die Blüten darf man selbst sammeln. Der Blütentee wird gegen Bronchitis, aber auch gegen Migräne, gegen Rheuma und Gicht verwendet. Dabei kommt der Gehalt an einer Vorstufe der Salicylsäure zum Tragen.

Gegen Erkältungskrankheiten verwendet man in erster Linie die Wurzel. Sie ist, auch weltweit gesehen, die stärkste Pflanze mit bronchialsekretlösendem Saponin. Nur die nordamerikanische Senegawurzel (Klapperschlangenwurzel) kommt ihr gleich. Das Einsatzgebiet ist die chronische Bronchitis, der sich länger hinziehende, zähe Husten mit ungenügendem Auswurf.

✳ Allerdings muß man bei solchen chronischen Geschehen unbedingt den Arzt aufsuchen. Es muß abgeklärt werden, ob hinter dem hartnäckigen Husten nicht auch etwas anderes steckt.

Heißt die Diagnose „chronische Bronchitis", dann ist die Schlüsselblumenwurzel richtig.

Die Anwendungen

✳ Der **Tee**: 1 Teelöffel Schlüsselblumen**wurzel** wird in 1/4 Liter kaltem Wasser angesetzt. Zum Sieden erhitzen, vom Herd nehmen, 10 Minuten ziehen lassen. Abseihen. Bei chronischer Bronchitis 3 Tassen täglich.

Häufiger werden **Teemischungen** mit der Schlüsselblume verwendet. Eine beliebte Kombination: Schlüsselblumenwurzel 30,0; Anisfrüchte 10,0; Fenchelfrüchte 10,0; Huflattichblätter 10,0. 2 Teelöffel werden mit 1/4 Liter siedendem Wasser überbrüht, 10 Minuten gut gedeckt ziehen lassen, abseihen, in kleinen Schlucken trinken, 2–3 Tassen täglich.

Die **Tinktur** *(Tinctura primulae)* ist ebenfalls sehr gebräuchlich. Man nimmt 3mal täglich 20 Tropfen in Wasser oder in einem Tee, z. B. in Fenchel- und/oder Huflattichtee.

Stärker als die Tinktur ist der wäßrige **Extrakt** *(Extractum primulae fluidum)*. Die Dosis ist dieselbe wie bei der Tinktur: 3mal täglich 20 Tropfen, in Wasser oder in einem Tee. Eine gute Mischung ergibt der Fluidextrakt von Schlüsselblume und von Thymian zu gleichen Teilen: *Extractum primulae* *fluidum* 20,0; *Extractum thymi fluidum* 20,0. 3mal täglich 20 Tropfen. Zur lösenden Wirkung der Schlüsselblume kommt die krampfstillende des Thymian.

Im Handel gibt es auch Spezialitäten mit der reinen Hauptwirksubstanz der Schlüsselblumenwurzel, der *Primulasäure A* – Sirup und Tropfen.

Sammeltips

Die Wurzeln darf man nur mit Genehmigung der Bezirkshauptmannschaft bzw. des Landratsamts sammeln. Die Ernte erfolgt im September. Reinigung der Wurzel durch Abwaschen und sorgfältiges Trocknen im Schatten.

Das wohlriechende Veilchen
(Viola odorata L.)

❊ Vorsichtsmaßnahmen: Große Überdosen bewirken Brechreiz. Sonst unbedenklich.

◆ Inhaltsstoffe: Saponine, Bitterstoffe, eine Vorstufe der Salicylsäure und der Stoff *Odoratin,* welcher senkend auf den erhöhten Blutdruck wirkt. Schleimstoffe sind ebenso vorhanden sowie ein *Anthocyan.*
◆ Vorkommen: Mittel- und Südeuropa, an Waldrändern, in Gebüschen. Bis 1 400 Meter Seehöhe.
◆ Verwendete Pflanzenteile: Der Wurzelstock, die Blüten, das Kraut.

Das wohlriechende Veilchen gehört zur Gattung der *Violaceen,* der etwa 300 Arten angehören. Sie alle duften entweder überhaupt nicht oder nur schwach. Mit einer einzigen Ausnahme: dieses hier, welches deshalb den Beinamen „wohlriechend" erhalten hat. Es war schon zur Zeit des Hippokrates als Heilpflanze bekannt, wobei das Veilchen auch damals hauptsächlich bei Erkrankungen der Atemwege eingesetzt wurde.

Plinius und die heilige Hildegard loben die Wirkung der Pflanze bei Keuchhusten und Bronchitis. Veilchenduft soll vor alkoholbedingten Kopfschmerzen bewahren, und zwar vorbeugend. Deshalb flocht man sich im Altertum Kopfkränze aus dem wohlriechenden Veilchen, bevor man zum Gelage ging.

Die auswurffördernde Wirkung des wohlriechenden Veilchens beruht in erster Linie auf dem Gehalt an Saponinen, ebenso wie bei der Schlüsselblume. Nur ist das Veilchen schwächer im Effekt. Trotzdem wird es, neben der Schlüsselblume, gerne verwendet. Einen zusätzlichen Effekt nämlich bringt das Veilchen durch den Farbstoff *Violamin* mit, ein Anthocyan mit ähnlicher Wirkung wie die Farbstoffe der roten Bete, der Heidelbeere oder der Blutwurz: Bakterien im Darm werden gefärbt und an ihrer Entwicklung behindert. So hilft das wohlriechende Veilchen auch bei leichten Magen-Darm-Infekten, wie sie sich nicht selten im Rahmen einer Gesamterkrankung zur Bronchitis gesellen.

Die Brechreiz erregende Wirkung bei Überdosen der Wurzelzubereitungen des wohlriechenden Veilchens hat dazu geführt, daß man von einer „deutschen Ipecacuanha", das heißt von einer deutschen Brechwurz, gesprochen hat. Nun wirkt das wohlriechende Veilchen bei weitem nicht so stark wie die in Brasilien vorkommende *Uragoga ipecacuanha,* die echte Brechwurz, die man auch „Brechveilchen" nennt – immerhin aber sollte man die oft sehr geschmackigen Zubereitungen der Wurzel des wohlriechenden Veilchens für Kinder unerreichbar aufbewahren, damit diese nicht zuviel davon verkosten.

Die Anwendungen

Der **Tee aus den Wurzeln:** 1 Teelöffel zerkleinerter Wurzeln werden mit 1/4 Liter Wasser kalt angesetzt. Zum Sieden erhitzen, vom Herd nehmen und 10 Minuten ziehen lassen. 2mal täglich 1 Tasse.

Gebräuchlicher ist der **Tee aus dem Kraut:** 2 Teelöffel Veilchenkraut werden in 1/4 Liter Wasser kalt angesetzt. Zum Sieden erhitzen, vom Herd nehmen und 10 Minuten ziehen lassen 2–3mal täglich 1 Tasse.

Auch der **Tee aus den Blüten** ist beliebt, aber doch viel schwächer als die Zubereitungen aus der Wurzel: 2 Teelöffel Veilchenblüten werden mit 1/4 Liter siedendem Wasser überbrüht. 10 Minuten ziehen lassen. 2–3mal täglich 1 Tasse.

❊ Die üblichste Zubereitungsform des Veilchens aber ist der Sirup. Den **Sirup aus den frischen Blüten** kann man zur Erntezeit (März bis Mai) selbst herstellen: 1 Handvoll frische Veilchenblüten werden mit 1/4 Liter siedendem Wasser überbrüht. 24 Stunden zugedeckt stehen lassen. Dann wird abgeseiht. Die abgeseihte Flüssigkeit wird erhitzt und neuerlich über 1 Handvoll frische Veilchenblüten gegossen. Wieder 24 Stunden gedeckt stehen lassen und dann abseihen. Die erhaltene Flüssigkeit mit derselben Menge Honig (Thymianhonig eignet sich besonders) vermischen. Man gibt Kindern mit Bronchitis alle 1–2 Stunden 1 Teelöffel davon.

Der **Sirup aus der Wurzel** wird in der Apotheke zubereitet, und zwar nach folgendem Rezept: *Decoct. rhizomae viol. odorat. 2,0/170,0; Sirupi simplicis ad 200,0.* Das heißt: 2 Gramm vom Veilchenwurzelstock werden in 170 Milliliter Wasser abgekocht. Abseihen und die erhaltene Flüssigkeit mit gewöhnlichem Sirup auf 200 Milliliter auffüllen.

Statt des gewöhnlichen Sirups nimmt man auch den Eibischsirup: *Sir. althaeae.* Vor allem dann, wenn es nicht nur um die auswurferleichternde Wirkung geht, sondern auch darum, die gereizte Bronchialschleimhaut zu beruhigen. Also am akuten Beginn der Bronchitis. Eine andere Variante ist das Hinzufügen von 5 Gramm ammoniakalischem Aniswasser: *Liquor ammonii anisatus.* Der Anis verbessert die Tätigkeit der Flimmerhärchen der Bronchialschleimhaut. Dadurch wird der reinigende Effekt noch optimiert.

Die Dosis eines solchen Sirups: 1 Eßlöffel für den Erwachsenen, 1–2 Teelöffel für Kinder – bis 6mal täglich.

Es gibt auch fertige Spezialitäten. **Hustensäfte,** welche das wohlriechende

Veilchen neben Schlüsselblume, Thymian, Spitzwegerich und anderen Pflanzen enthalten.

Auch die **Homöopathie** verwendet das wohlriechende Veilchen. Aus der ganzen Pflanze ohne Wurzel werden die Urtinktur und die Niederpotenzen hergestellt. Anwendung bei Ohrenschmerzen, Rheuma, Asthma und Keuchhusten.

Auch in der **Küche** kommt das wohlriechende Veilchen zur Anwendung: 1 kleine Handvoll frische Veilchenblüten wird zerstampft und in 250 Gramm Orangenmarmelade gemischt. Das ergibt einen Brotaufstrich mit beachtlicher nervenberuhigender Wirkung. Veilchenblätter und Veilchenblüten werden auch Mischsalaten beigefügt. In kleinen Mengen.

Beim wohlriechenden Veilchen gibt es die Möglichkeit der Verwechslung. Weniger beim Sammeln, denn hier ist das wohlriechende Veilchen schon durch seinen Geruch typisch. Wohl aber durch seine Namensgebung: Im Handel nennt man die Wurzel des wohlriechenden Veilchens auch „Veilchenwurzel". Denselben Namen gibt die Volksmedizin der Iriswurzel. Diese wird unter dem Namen „Veilchenwurzel" als Kaumittel für zahnende Kinder empfohlen – übrigens völlig zu Unrecht, denn wenn die Iriswurzel einmal feucht ist, ergibt sie den besten Nährboden für Bakterien. Das wieder verursacht Mundschleimhautentzündungen bei den Kleinen. Wenn man also „Veilchenwurzel" kaufen will, sollte man dazusagen, daß das wohlriechende Veilchen gemeint ist. Eine zweite Verwechslungsmöglichkeit ergibt sich aus

dem lateinischen Namen. *Viola* allein ist zuwenig. Man muß *odorata* (wohlriechend) hinzufügen. Denn ebenso häufig kommt in der Pflanzenheilkunde das wilde Stiefmütterchen *(Viola tricolor)* zur Anwendung: als Rheumamittel und vor allem als Hautmittel. Auf Bronchitis hat das wilde Stiefmütterchen keinen Einfluß.

Sammeltips

Selbst sammelt man die Blüten und das Kraut. Beides während der Blütezeit von März bis Mai: frisch verwenden oder im Schatten bei guter Luft trocknen. Auf diese Weise behalten die Blüten ihre schöne Farbe.

Die Wurzeln werden nach dem Abblühen geerntet. Sie sind, da sie Ausläufer haben, schwierig auszugraben. Obwohl sie nicht unter Naturschutz stehen, sollte man sie belassen. Die Teezubereitung daraus ist ohnedies nicht sehr üblich, und wenn, dann kann man sich das Material aus dem Handel besorgen. Solches ist viel verläßlicher, da auf Wirkstoffgehalt ständig überprüft. Gerade bei Wurzeln gibt es die größten Schwankungen Man muß schon sehr erfahren sein, um den Wert selbst beurteilen zu können. Oft ist es um sie zu schade: wirkstoffarm und daher umsonst ausgegraben.

Der echte Alant
(Inula helenium L.)

✳ Vorsichtsmaßnahmen: Dosen einhalten. Überdosen können Brechreiz,

Erbrechen und Magenschmerzen verursachen.

◆ Inhaltsstoffe: Hoher Inulingehalt der Wurzel – bis 50 Prozent. *Inulin*, auch „Alantstärke" genannt, ist ein weitverbreitetes pflanzliches Reservekohlenhydrat. Außer in der Wurzel des Alant kommt es reichlich in der des Löwenzahn, der Dahlie und der Zichorie vor. Da Inulin nur 5 Prozent D-Glucose enthält, wird es auch als Diätzucker bei Zuckerkrankheit verwendet. Des weiteren ist das ätherische Öl *Helenin* enthalten, welches man auch als „Alantkampfer" bezeichnet. Auf das Helenin ist die auswurffördernde Wirkung des Alants zurückzuführen. Zusätzlich anregende Bitterstoffe.

◆ Vorkommen: In Kulturen für Heilzwecke angebaut, auch in Gärten. Verwildert eher selten anzutreffen.

◆ Verwendete Pflanzenteile: Wurzel.

Der Alant ist eine der ältesten Heilpflanzen. Das Hauptanwendungsgebiet war dabei immer schon der Husten, der Keuchhusten, die Bronchitis und die Lungenentzündung. Auch gegen die Lungentuberkulose wurde der Alant eingesetzt. Daneben aber wurde ihm auch Sagenhaftes zugeschrieben: Er sei eine der wenigen Pflanzen, mit der man die Pest besiegen könne. Wenn man einem an der Pest Erkrankten ausreichende Mengen von Alant-Wein, den „Sankt-Paulus-Wein" gebe, werde jener gesund.

Die Pest gibt es heute zum Glück nicht mehr, den Wein aber kann man sich nach wie vor zubereiten (siehe Kasten).

„Sankt-Paulus-Wein" (Alant-Wein)

40 Gramm Alantwurzel, fein geschnitten, mit 50 Gramm 80prozentigem Weingeist übergießen. 24 Stunden stehen lassen. Dann mit 1 Liter Weißwein versetzen und 4 Tage lang in der Sonne oder neben dem geheizten Herd belassen. Auspressen und filtrieren.

Nach einem anderen Rezept gibt man die 40 Gramm geschnittener Alantwurzel direkt in 1 Liter Weißwein und läßt bei guter Temperatur 1 Woche lang stehen.

---

1 kleines Glas des Weins zu den Mahlzeiten, bei chronischer Bronchitis mit allgemeiner Schwäche. Nachgewiesen ist die Wirkung dieses Weins auch bei schwachem Magen.

Eine weitere nachgewiesene Wirkung des Alants ist sein wurmtreibender Effekt. Man macht für diesen Zweck den Tee etwas stärker: 3 Teelöffel auf 1/4 Liter Wasser, kalt ansetzen und 1–2 Minuten auf kleiner Flamme kochen lassen. Das erhaltene Getränk aber genießt man nicht auf einmal (das könnte zu Erbrechen führen), sondern eßlöffelweise über den Tag verteilt. Die Blätter des Alant werden, ähnlich wie die des Breitwegerich, als Auflage bei Sonnenbrand oder bei Insektenstichen verwendet. Der Absud der Wurzel wird auch für Umschläge bei Hautjucken bereitet.

Die Anwendungen

✄ Der **Tee**: 1–2 Teelöffel Alantwurzel werden mit 1/4 Liter siedendem Wasser überbrüht. 10 Minuten ziehen lassen, abseihen. 3mal täglich 1 Tasse in betont kleinen Schlucken.

Häufiger wird auch beim Alant eine Teemischung empfohlen. Ein typischer, gut wirksamer, allgemeiner **Hustentee**: Huflattichblätter und Alantwurzel sowie Schlüsselblumenwurzel zu gleichen Teilen. 2 Teelöffel mit 1/4 Liter siedendem Wasser überbrühen. Jetzt auf den Herd geben, 5 Minuten kochen lassen, anschließend 10 Minuten ziehen lassen. Diese abweichende Zubereitungsform, ein *Infus-Dekokt*, soll alle Stoffe, auf die es ankommt, herausziehen. 3mal 1 Tasse, in kleinen Schlucken.

Es gibt auch einen handelsfertigen **Hustensaft** auf Alantbasis, mit Zusätzen von Spitzwegerich und Thymian. Man nimmt bei Bronchitis 3mal täglich 2 Teelöffel davon.

Sammeltips

Wild ist der echte Alant selten, aber man kann ihn im Garten pflanzen. Als großer Verwandter der Margerite wächst er sehr schnell, doch sollte man erst die zwei Jahre alte Wurzel ernten. Üblicherweise wird der Wurzelstock Ende September ausgegraben, was nur mit einem guten Spaten geht, denn der Stock kann mehrere Kilogramm schwer werden. Gut reinigen, in Scheiben schneiden, sorgfältig trocknen. Dabei darf es nicht zu heiß und auch nicht zu windig sein, damit sich der „Alantkampfer" nicht verflüchtigt.

Der echte Thymian
(Thymus vulgaris L.)

✳ Vorsichtsmaßnahmen: In den hier angegebenen Zubereitungsformen und Dosierungen ist Thymian ungiftig. Allerdings sollte man **keine monatelangen Kuren** durchführen, da Thymian bei überlanger Einnahme die Schilddrüsenfunktion steigern kann.
Das **reine Thymol** sollte man innerlich überhaupt nicht ohne Verordnung verwenden. Es kann zu Leibschmerzen und zu Kollapszuständen führen. Als Bestandteil von Gurgelwässern und Zahnfleischpinselungen ist das reine Thymol aber unbedenklich. Nur darf man es nicht schlucken.

◆ Inhaltsstoffe: Ätherisches Öl mit Pinen, *Thymol, Cymol, Borneol* und *Carvarcrol*. Bitterstoffe, Gerbstoffe und ein Saponin.
◆ Vorkommen: Im Mittelmeergebiet als echter wildwachsender Thymian. Dieser ist für medizinische Zwecke der beste. Er wächst dort auf großen Flächen und wird für den Kräuterhandel geerntet. Thymian, der in Kulturen und Gärten gezogen wird, ist nicht so gehaltvoll. Dieser eignet sich mehr als Gewürz.
◆ Verwendete Pflanzenteile des Thymian: Das Kraut.

Eines hat der echte Thymian mit dem Heidekraut gemeinsam: Auf den geeigneten Böden wachsen beide ganz von selbst und in großen Mengen. Man braucht sie gar nicht erst anzupflanzen. Beim Heidekraut sind es die nährstoffarmen Heiden in Deutschland, und beim Thymian sind es die Macchien, jene küstennahen Hügelgebiete am Mittelmeer, wo außer Gestrüpp nichts wächst. Heidekraut und Thymian gedeihen auf ihren jeweiligen Lieblingsböden großartig. Will man sie auf „bessere", nährstoffreichere Böden verpflanzen, dann wird plötzlich nichts Richtiges daraus. Nur der arme Boden gibt hier die reichen Kräuter.

Die Hauptwirkung des Thymians ist die krampflösende. Überall, wo der Husten mit krampfartigen Erscheinungen einhergeht, ist der Thymian das richtige Mittel. Das gilt natürlich auch – aber nicht nur – für den Keuchhusten. Da Keuchhusten ein Hauptanwendungsgebiet für Thymian ist, hat man diesen als „Kindermittel" bezeichnet. Das stimmt natürlich nicht, denn Thymian wirkt ebensogut bei Erwachsenen.

Krampfartiges Husten kann bei asthmatischen Zuständen auftreten, aber auch im Rahmen jeder akuten oder chronischen Bronchitis. Auch wer zur Lungenblähung neigt, kann unter krampfbetonten Hustenattacken leiden.

Neben dieser krampfstillenden Wirkung hat Thymian auch eine desinfizierende Wirkung, welche sich direkt im Bronchialsekret auswirkt. Das ätherische Öl des Thymians wird nämlich, wenn man eine Tasse Thymiantee getrunken hat, vom Blut zu den Bronchien gebracht und dort gleichsam „ausgeschwitzt". Ein Vorgang, den wir von der Pfefferminze her kennen, nur daß deren ätherisches Öl mit dem Menthol vorwiegend in den Gallengängen „ausge-

schwitzt" wird und wirkt – ebenfalls krampfstillend und desinfizierend.

Beim Thymian ist der Hauptwirkstoff das Thymol. Es bekämpft Bakterien in den Bronchien. Und zugleich löst es das Sekret in den wichtigsten Teilen der Lunge, in den *Alveolen*. Das sind die unzähligen kleinen Lungenbläschen, in denen der Gasaustausch vor sich geht, wo der Sauerstoff von der Luft in das Blut hinein- und das Kohlendioxyd vom Blut in die Luft hinausgeht. Natürlich atmet man viel besser, wenn diese Alveolen nicht verschleimt sind.

Und schließlich hat der Thymian eine dazu passende Wirkung, das ist die *sekretomotorische*. Das heißt, das Sekret wird nach außen befördert, wo es letztendlich hingehört. Das geschieht durch eine sinnvolle Aktivierung der winzigen Flimmerhärchen, die sich dann wie ein wogendes Kornfeld bewegen und die den Schleim von den kleinen zu den größeren Bronchien tragen, von dort zur Luftröhre und schließlich in die Abhustgebiete des Rachens.

Diese verschiedenen Wirkungen des Thymians arbeiten sinnvoll zusammen, beruhen aber zum Teil auf verschiedenen Wirkmechanismen. So ist es erklärlich, daß der Thymian auch dann wirkt, wenn es keine organische Ursache für den Hustenkrampf gibt, wie beim nervösen Reizhusten. Auch hier wirkt Thymian.

✂ Ein solcher nervöser Reizhusten kann sehr quälend sein und auch peinlich, wenn er, wie so oft, ausgerechnet im Theater während der Vorstellung auftritt. **Vorher Thymiantee trinken!** In den meisten Fällen erspart er das für solche Zwecke eher bedenkliche Codein.

Die Anwendungen

✳ Der **Tee**: 1–2 Teelöffel Thymiankraut werden mit 1/4 Liter siedendem Wasser überbrüht, 10 Minuten gut gedeckt ziehen lassen, abseihen. In kleinen Schlucken trinken.

Thymian wird als Tee häufig für sich allein verwendet. Er ist aber auch in zahlreichen **Mischungen** das führende Kraut. Ein bewährtes Beispiel: Thymiankraut 30,0; Sonnentaukraut 10,0. 2 Teelöffel mit 1/4 Liter siedendem Wasser überbrühen, 10 Minuten gut gedeckt ziehen lassen, abseihen. In kleinen Schlucken vor dem Schlafengehen. Diese Mischung – Thymian 3 Teile und Sonnentau 1 Teil – wirkt besonders beim nächtlichen Reizhusten, auch des älteren Menschen. Deshalb die Empfehlung der Anwendung vor dem Schlafengehen. Der Sonnentau selbst ist ab Seite 95 beschrieben (siehe auch Kasten).

Das Thymiankraut ist Bestandteil einer ganzen Reihe von verkaufsfertigen **Brusttees**, wobei meist Eibisch, Spitzwegerich, Huflattich, Lungenkraut, Fenchel oder Anis mitbeteiligt sind.

Der Sirup *(Sirupus thymi)* spielt in der Kinderheilkunde, bei Keuchhusten, auch heute noch eine bevorzugte Rolle. Eine erweiterte Form ist der *Sirupus thymi compositus.* Hier sind *Ephedrin* und *Kalium jodatum* zugesetzt. Beide Sirupformen sind hauptsächlich für Kinder

gedacht. Die Dosierung ist 1 Teelöffel mehrmals täglich.

✳ Doch **bei Kindern** – das darf man nie vergessen – **therapiert man nicht selbst,** sondern konsultiert in jedem Fall den Arzt.

Es gibt auch **Thymiantropfen,** ferner das ätherische **Thymianöl**: Sie spielen im Rahmen dieses Buches keine größere Rolle, da bei Husten eben der Tee aus dem Kraut oder der Sirup vornehmlich angewandt werden.

Sehr beliebt ist Thymian als **Gewürz**: zu Fleisch- und Wildgerichten, Fisch, Gemüse, Suppen, Kartoffelgerichten und Bohnen. Wegen seines bitter-aromatischen Geschmacks verträgt

---

**Teemischung
gegen „Krampfhusten"**

Bestandteil
Teile

Thymiankraut	20,0
Schlüsselblumenwurzel	10,0
Anisfrüchte	10,0
Huflattichblätter	10,0
Sonnentaukraut	10,0

2 gehäufte Teelöffel mit 1/4 Liter siedendem Wasser überbrühen, 10 Minuten gut gedeckt ziehen lassen, abseihen. Mäßig warm, 3 Tassen Tee täglich trinken. Mit Honig süßen.

Dieser Tee wurde vom Apotheker M. Pahlow gegen „Krampfhusten" empfohlen. Er ist sicher auch sehr empfehlenswert für die Hausapotheke, als Tee für alle (Husten-) Fälle.

sich Thymian gut mit Rosmarin, Estragon und Melisse, nicht aber mit Majoran.

Sammeltips

Die Blütezeit von in Gärten gezogenem Thymian ist zwischen Juni und September, die seines Verwandten, des Feldthymian oder Quendel zwischen Mai und Oktober. Je nach Standort, denn der Feldthymian ist bis in eine Meereshöhe von 3000 Metern zu finden. Man schneidet die Stengel mit einer Schere ab und trocknet das gebüschelte Kraut im Schatten. Zu diesem Zweck hängt man die Büschel am besten auf. Später wird das Kraut von den Stengeln gerebelt und luftdicht aufbewahrt.

Der Sonnentau
(Drosera rotundifolia L.)

☒ Vorsichtsmaßnahmen: An sich keine, doch sollte man sich an die angegebenen Dosen halten da sich bei sehr starker Überdosierung die Wirkung in das Gegenteil kehren kann: der Hustenreiz wird verstärkt. Sonnentau verfärbt den Harn dunkel, das aber ist unbedenklich.

◆ Inhaltsstoffe: Das *Droserin,* eine krampflösend wirkende Substanz und das CON *(Carboxy-Oxy-Naphtochinon),* ebenfalls krampflösend und vor allem auch hustendämpfend. Daneben sind organische Säuren und ätherisches Öl vorhanden.

◆ Vorkommen: In Zentraleuropa, in Mittel- und Hochmooren; auch in Skandinavien und in Schottland. Die Pflanze ist in der freien Natur fast ausgerottet und steht daher unter Naturschutz.

◆ Verwendete Pflanzenteile des Sonnentaus: Das Kraut.

Die deutschen Namen für den Sonnentau beziehen sich zumeist auf das Sekret, welches die feinen Drüsenhaare absondern und welches in der Sonne glitzert. Marienträne, Perlknöpf, Himmeltau, Jungferntröpfle sind Beispiele. Dieses Sekret dient der Pflanze, um kleine Insekten zu fangen, denn sie ist fleischfressend. Ein einziger Sonnentau fängt und verzehrt während eines Sommers bis zu 2000 Insekten, ist also ein gewaltiger Feind dieser kleinen Tiere.

Der Hauptinhaltsstoff des Sonnentaus, das CON, wurde erst in letzter Zeit entdeckt. Dabei stellte sich heraus, daß dieser Stoff eigentümlicherweise lediglich in kleinen Dosen gut hustendämpfend wirkt. Kleine Zusätze zu Thymian etwa verstärken dessen Wirkung bei Keuchhusten oder sonstigen Krampfhusten beachtlich. Am besten wählt man das Verhältnis 3:1 – 3 Teile Thymian zu 1 Teil Sonnentau. So erzielt man die optimale Wirkung. Würde man 1:1 nehmen, dann ist die hustendämpfende Wirkung nicht mehr so gut. Man nimmt an, daß der Sonnentau wie ein Katalysator wirkt: er verstärkt die Wirkung eines anderen Krautes durch die Anwesenheit kleiner Mengen. Wenn zuviel von ihm vorhanden ist, dann überschießt der Effekt, und dadurch wird der Körper zu einer Gegenregulation herausgefordert. Plötzlich wird der Hustenreiz stärker.

Ein gutes Beispiel für die verstärkende Wirkung des Sonnentaus sehen wir in seiner Kombination mit der Pimpinelle *(Pimpinella saxifraga L.)*, auch Bibernelle genannt. Dieser Doldenblütler, nahe auch dem Anis verwandt, ist für sich allein ein zu schwaches Hustenmittel, deshalb haben wir ihm in diesem Buch auch kein eigenes Kapitel gewidmet. Zusammen mit kleinen Mengen Sonnentau aber ergibt sich eine sehr wirksame und vielgebrauchte Mischung. Man nimmt die Tinktur der Pimpinelle und den Flüssig-Extrakt des Sonnentaus: *Tinct. pimpinellae* 15,0; *Extract. droserae fluid.* 5,0; Davon gibt man bei Krampfhusten 3mal täglich 5–10–20 Tropfen, je nach Alter des Patienten.

In letzter Zeit hat man eine **zweite, interessante Wirkung** des Sonnentaus nachgewiesen: bei längerdauernder Anwendung wird die Verkalkung der kleinen Arterien gemindert. Auch andere Blutgefäßschäden werden günstig beeinflußt. Zu diesem Zweck kann man den Sonnentau auch für sich allein trinken, 1 Tasse täglich über 2 bis 3 Monate.

Die Anwendungen

✂ Der **Tee**: 1 Teelöffel Sonnentaukraut wird mit 1/4 Liter siedendem Wasser überbrüht, 10 Minuten gedeckt ziehen lassen, abseihen. In kleinen Schlucken. Nicht mehr als 2 Tassen täglich.

Für Hustenzwecke wird der Sonnentau gewöhnlich mit entsprechenden Pflanzen gemischt. Außer der erwähnten **Mischung** mit Thymian ist sehr beliebt:

Sonnentau, Spitzwegerich, Thymian und Fenchelfrüchte zu gleichen Teilen. 2 Teelöffel werden überbrüht. 10 Minuten gedeckt ziehen lassen, in kleinen Schlucken trinken.

Sonnentau ist auch in einer Reihe von **Fertigpräparaten** mit enthalten, in Hustensäften, Hustenbalsam, Hustentropfen, auch in Kinderzäpfchen. Auch in der Homöopathie spielt der Sonnentau eine bevorzugte Rolle. Verwendet wird die *Urtinktur Drosera Ø*, auch die Niederpotenzen D1 bis D6 (1:10 bis 1:1 000 000) finden häufige Anwendung.

Das **Hauptanwendungsgebiet** ist, wie in der Pflanzenheilkunde, „krampfhafter Husten", besonders nachts, „mit Schmerzen in der Brust, so daß diese mit den Händen gehalten wird" (J. Mezger). Darüber hinaus wirkt der Sonnentau nach der homöopathischen Leitsymptomatik dann besonders gut, wenn zugleich eine depressive Stimmungslage vorhanden ist.

Sammeltips

Die Pflanze steht unter Naturschutz und darf daher nur mit behördlicher Genehmigung selbst gesammelt werden. An sich erntet man während der Blütezeit im Juli und August. Man nimmt die ganze oberirdische Pflanze und trocknet im Schatten, bei guter Luft, aber bei nicht zu großer Hitze.

Mittel für Mund-, Nasen- und Rachenraum

In diesem Kapitel sind einige einfache Rezepte angeführt, mit deren Hilfe man entzündlich-katarrhalischen Geschehen in Mund-, Nasen- und Rachenraum begegnen kann.

Gurgel- und Mundspülmittel

Es gibt einige pflanzliche Gurgel- und Mundspülmittel, welche synthetischen Erzeugnissen wie dem *Chlorhexidin* in der Wirkung durchaus gleichkommen. Vielen Lutschtabletten mit Antibiotika sind sie vorzuziehen, da diese allergische Reaktionen erzeugen und darüber hinaus die Ausbildung einer Unempfindlichkeit der Bakterien gegen das verwendete Antibiotikum fördern können.

Entzündungshemmende Gurgel- und Mundspülmittel

◆ Die **Kamille**: Sie ist bei akuten Entzündungen angebracht. Man gurgelt stündlich mit heißem Kamillentee. Oder man benutzt den Fluidextrakt: *Extractum chamomillae fluidum,* 10 Tropfen auf 1 Glas Wasser. Auch Fertigpräparate der Kamille, wie Kamillosan, sind zweckdienlich.

◆ Der **Salbei**: Er wird bei akuten Entzündungen der Kamille am besten zugemischt. Entweder als Teegemisch oder einfacher als das *Gargarysma chamomillae compositum.* Dieses besteht aus gleichen Teilen der Fluidextrakte von Kamille und Salbei: *Extractum chamomillae fluidum Extractum salviae fluidum* zu gleichen Teilen. Man nimmt 20–30 Tropfen auf ein Glas Wasser zum Gurgeln und Mundspülen (Gargarysma heißt Gurgelmittel).

◆ Die **Arnika**. Sie regt die Durchblutung der Schleimhäute an und steigert deren Abwehrfunktion. Besonders bei der gewöhnlichen Mandelentzündung ist die Arnika angebracht. Man verwendet die Tinktur: *Tinctura arnicae.* 30 Tropfen auf 1 Glas Wasser. Zum Gurgeln – nicht schlucken! Während es bei der Kamille oder beim Salbei nichts ausmacht, wenn man das zum Gurgeln bereitgestellte Glas versehentlich austrinkt, wären 30 Tropfen Arnika-Tinktur bereits eine ordentliche Überdosierung.

◆ Die **Propolis**: Dieses Pflanzen-Bienenprodukt ist ein weiteres hochwertiges Mundspül- und Gurgelmittel mit antiinfektiöser Wirkung. Man benutzt die Tinktur: 30 Tropfen auf ein Glas Wasser. Es macht nichts aus, wenn man es versehentlich schluckt – im Gegenteil, die Wirkung wird dadurch verstärkt. Eine zweite Möglichkeit: 10 Tropfen Propolis auf ein Stück Brot geben und gut kauen. Das entspricht in etwa einer Lutschtablette, wobei die natürlichen Antibiotika der Propolis zur Geltung kommen. Von dieser Art Antibiotika ist keine nachteilige Wirkung zu erwarten.

◆ **Wasserstoffsuperoxyd**: Obwohl es sich hier um kein pflanzliches Produkt handelt, wollen wir es in die Liste aufnehmen. Der Wasserstoffsuperoxyd wirkt nämlich dann, wenn sauerstoffempfindliche Bakterien bekämpft werden sollen. Solche kommen bei vielen Formen von Mundschleimhautentzündungen vor. Man nimmt 1 Teelöffel Wasserstoffsuperoxyd auf 1 Glas Wasser. Wasserstoffsuperoxyd eignet sich immer dann als *Kombinationsmittel,* wenn auch kleinere oder größere Geschwüre im Mund sichtbar sind. Besonders mit der Kamille bzw. mit dem Kamille- + Salbei-Gurgelmittel wird gerne gemischt. 1 Teelöffel Wasserstoffsuperoxyd wird dem Pflanzengemisch hinzugefügt.

Eine andere bewährte Mischung ist das abwechselnde Gurgeln mit Kamille und Arnika. Alle halben Stunden wird gewechselt. Das hat sich bei den schmerzhaften Mandelentzündungen mit Abszeßbildung positiv ausgewirkt. Manchmal ist der Abszeß dann aufgebrochen, was schlagartige Erleichterung brachte. Bei solchen Geschehen allerdings wird man stets auch den Arzt konsultieren.

Schleimstoffbildende Mittel

❌ Sie sind dann angebracht, wenn bei akuten Geschehen **die Schleimhaut besonders schmerzhaft und empfindlich ist.** Ein beruhigender Schleimfilm soll sich über die entzündeten Stellen in Mund und Rachen legen.

◆ Der **Eibisch** (siehe auch Seite 74 ff): Man verwendet den Absud: 50 Gramm Eibischwurzeln werden in 1 Liter Wasser kalt angesetzt, zum Sieden erhitzt, 5 Minuten kochen lassen, 15 Mi-

nuten ziehen lassen. Mehrmals täglich gurgeln oder Mundspülen.

◆ Die **Malve** (siehe auch Seite 78 ff) Von der Malve nimmt man für Gurgelzwecke die Blüten und Blätter. Meist von der kleinen Malve = Käsepappel. Bereitet wird der Absud: 50 Gramm eines Gemisches von Blüten und Blättern werden in 1 Liter Wasser kalt angesetzt, zum Sieden erhitzt, 5 Minuten kochen lassen, 15 Minuten ziehen lassen. Mehrmals täglich gurgeln oder Mundspülen.

Gerbstoffmittel

❌ Sie werden **bei chronischen Zuständen** eingesetzt sowie bei hartnäckigen Schleimhautentzündungen von Rachen und Mund. Häufig wird es angebracht sein, die Gerbstoffmittel mit den schleimstoffbildenden Mitteln abzuwechseln, damit auch ein geordneter Ausheilprozeß in Gang kommen kann.

◆ Die **Blutwurz** *(Tormentille):* Von der Blutwurz nimmt man den Absud: 6 Eßlöffel Blutwurzwurzel in 1 Liter Wasser kalt ansetzen, zum Sieden erhitzen, 5 Minuten kochen lassen, 15 Minuten ziehen lassen. Mehrmals täglich gurgeln oder den Mund spülen. Einfacher ist die Tinktur zu verwenden: *Tinctura tormentillae,* 30 Tropfen auf 1 Glas Wasser zum Mundspülen.
Gute *Kombinationen* sind mit Salbei oder mit Arnika gegeben. Das ist dann angebracht, wenn das chronische Geschehen immer wieder von akuten Schüben unterbrochen ist: *Tinctura tormentillae Tinctura salviae* zu gleichen Tei-

len. 30 Tropfen in 1 Glas Wasser. Zum Gurgeln oder Mundspülen. bzw.: *Tinctura tormentillae Tinctura arnicae* zu gleichen Teilen. 30 Tropfen auf 1 Glas Wasser. Zum Gurgeln oder Mundspülen. **Nicht trinken!** Eine leichte Überdosierungsgefahr von Arnika ware gegeben. Schließlich wird die Blutwurz gerne mit der Myrrhe kombiniert: **Tinctura tormentillae Tinctura myrrhae** zu gleichen Teilen. Diese Kombination wird unverdünnt für Zahnfleisch- oder Wangenschleimhautpinselungen verwendet.

◆ Die **Heidelbeere**: Einfach, aber sehr bewährt. 6 Eßlöffel getrockneter Heidelbeeren werden in 1 Liter Wasser kalt angesetzt. Zum Sieden erhitzen, 5 Minuten kochen lassen, 15 Minuten ziehen lassen. Wenn der Absud schwarzblau ist, dann ist er richtig. Wenn nicht, muß man ihn länger kochen lassen. Mehrmals täglich gurgeln oder mundspülen.

Die Wirkung ist erstaunlich: bestehende Schmerzen scheinen oft nach ein paarmal Gurgeln wie weggeblasen.

Außer den Gerbstoffen enthalten beide, die Blutwurz ebenso wie die Heidelbeere, zusätzlich ein *Anthocyan*. Das ist ein Farbstoff mit sulfonamidähnlicher Wirkung – er dringt in die Bakterienleiber ein, „färbt" sie und hindert sie zugleich an ihrer Weiterentwicklung.

Nasenspülmittel

Auch die Nase kann man spülen. In Indien gehört das sogar zur täglichen Toilette, für einen Yogi wenigstens. Dabei wird eine flache Schale verwendet, mit circa 1 Prozent Salzwasser gefüllt. In diese steckt der Yogi seine Nase und zieht sehr sanft und geduldig nach oben. Das Salzwasser braucht nicht höher als bis zum Dach des unteren Nasenraumes zu gelangen. Dort gurgelt und wirbelt es ein wenig und beeinflußt die übrigen Schleimhäute von Nase und Nasen-Nebenhöhlen reflektorisch. Auf keinen Fall fest aufziehen: Solches kann ordentliche Kopfschmerzen verursachen. Eine richtig durchgeführte tägliche Nasentoilette hat eine beachtliche Wirkung: Die Schleimhaut wird zur Selbstreinigung angeregt, zugleich entwickelt sich eine Abhärtung ihrer Zellen.

✂ Es gibt eigene **Nasenduschen**, auch Nasenspüler genannt. Das sind kleine Gefäße mit einem auf der einen Seite oben angebrachten Einfüllstutzen und einem längeren Schnabel, der auf der anderen Seite herausragt. Man kann den Schnabel in das Nasenloch führen und sich selbst zurücklegen. Dann liegt das Gefäß zwanglos an der Wange und tropft kontinuierlich in den Nasenraum, von dort nach hinten in den oberen Rachen.

Als **Spülflüssigkeit** wird meist das erwähnte 1prozentige Salzwasser verwendet. 1 Prozent entspricht in etwa der Konzentration unserer Gewebsflüssigkeit, aber auch der des Urmeeres, in dem alles Leben entstanden ist. Diese Konzentration ist gewebsfreundlich und kann nie schaden. Es sind 10 Gramm Salz auf 1 Liter Wasser bzw. angenähert 1/2 Teelöffel Salz auf 3/4 Liter Wasser.

Eine andere beliebte Spülflüssigkeit ist der **Zinnkrauttee**. Mutmaßlich ist es die Kieselsäure, die hier den positiven Effekt bewirkt: Man überbrüht 2 Teelöffel Zinnkraut mit 1/4 Liter siedendem Wasser. Ziehen lassen bis Körpertemperatur erreicht ist, dann erst abseihen. Diesem Tee kann man noch 1 Prise Salz beifügen. Schließlich soll erwähnt werden, daß man bei hohem Gurgeln mit **Salbeiabsud** die Nasenschleimhäute sozusagen von hinten erreicht.

Die Pollenallergie

Ursachen und Formen

Das Wort *Pollen* kommt aus dem Lateinischen und bedeutet Staubmehl, sehr feines Mehl. Heute brauchen wir das Wort als Bezeichnung für den Blütenstaub. Das ist die aus mehr oder weniger winzigen Körnchen bestehende Masse, welche sich in den Staubbeuteln der Blütenpflanzen befindet. Die Größe der Körnchen liegt zwischen zwei tausendstel und zwei zehntel Millimeter. Jedes Pollenkörnchen ist eine männliche Geschlechtszelle und muß auf irgendeine Weise ihren Partner finden. Unsere ganze blühende Natur entsteht Jahr für Jahr von neuem, um dieses Spiel der Selbsterhaltung fortzuführen.

Die Pollen vieler Blumen oder farbenprächtiger Baumblüten wie Apfel, Kirsche oder Pfirsich werden von Insekten transportiert. Schönheit und Duft der Blütenstände ziehen Bienen, Hummeln, Schmetterlinge und dergleichen an, laben sie und übergeben ihnen zugleich ihre Pollen zur Beförderung. Die Blüten solcher Pflanzen nennt man auch Insektenblüten. Ihre Pollen haben an der Oberfläche oft Haken und Stacheln, mit denen sie an den Beinen der Insekten hängenbleiben.

So sieht die Polle des Eibisch wie ein kugelrundes Stacheltier aus. Sie ist wirklich auf Bienen angewiesen, denn fliegen kann diese Polle nicht sehr gut, sie würde sogar beim besten Wind abstürzen. Deshalb ist die Polle des Ei-bisch kein großer Heuschnupfen- oder Asthma-Auslöser. Die Pollen von **Insektenblüten** fliegen nicht dichtgedrängt durch die Luft und geraten daher auch nicht massiv genug auf die Schleimhäute unserer Atemwege, um eine allergische Reaktion auszulösen. Zwar gibt es auch durch sie Heuschnupfen und Asthma bei speziell empfindlichen Menschen, durch die Primel zum Beispiel, doch da sind es meist andere Substanzen, welche die Allergie bedingen – Duftstoffe etwa, und weniger die Pollen. Je farbenprächtiger, schöner und bunter die Blüte also, desto seltener ist sie für allergische Erkrankungen verantwortlich.

Pflanzen mit nicht „attraktiven" Blüten aber locken keine Insekten an. Sie müssen den Wind zu ihrer Vermehrung ausnutzen. Man nennt sie auch **windblütige Pflanzen** oder **Windbestäuber**. Ihre Pollen haben eine glatte Oberfläche, welche ihnen bessere Flugeigenschaften verleiht, und manche besitzen sogar eigene Luftsäcke als besondere Flugkörper. Pollen von solchen Pflanzen trägt der Wind auch über 100 Kilometer. So kann es vorkommen, daß der Heuschnupfenleidende auch im Gebirge, wo er während der Blütezeit seiner speziellen Pflanzen Zuflucht genommen hat, plötzlich seinen Anfall erleidet. Wenn der Wind und die Kleinheit der Pollen es erlauben, ist das möglich.

Manche Pollen sind besonders klein und treten zugleich in großen Massen auf: Roggen zum Beispiel baut der Mensch in großen Feldern an. Eine einzige Roggenähre liefert circa 4 Millionen Pollenkörner. Da kann ein einziger ordentlicher Windstoß im Mai oder Juni, der Blütezeit des Roggens, auch die Nasenschleimhäute von Menschen, welche weitab von den großen Roggenfeldern leben, noch regelrecht überschwemmen.

Heuschnupfen wird am häufigsten durch die **Pollen blühender Gräser** hervorgerufen. Auch für allergisches Asthma sind diese Pollen eine häufige Ursache. Es gibt den Ausdruck Heufieber – *Catarrhus aestivus* (Sommerkatarrh) – für den kombinierten Ablauf von Bindehautentzündung, dann Nasenschleimhautentzündung mit starkem Nießreiz, dem die Rachenentzündung und schließlich die Asthmabronchitis folgt. Alles zur Zeit der Heuernte.

Es gibt auch eine ganze Reihe von anderen windblühenden Pflanzen, welche als Auslöser in Frage kommen – **Bäume** und **Kräuter**. In der Häufigkeit der durch sie verursachten Krankheitsfälle stehen sie hinter den Gräsern und Getreiden weit zurück: Gräser und Getreide, 59,4 Prozent Ursache von Heuschnupfen und Pollen-Asthma; Bäume, 4,1 Prozent; Kräuter, 1,2 Prozent.

Das gilt aber nur für jene Pollenleidenden, die nur gegen eine einzige Sorte oder Gruppe von Pollen empfindlich sind. Der Rest auf 100 Prozent ist *„polyvalent allergisch"*, das heißt, er reagiert zugleich oder hintereinander auf mehrere Sorten von Pollen: Kombination von Gräser-, Baum- und 35,3 Prozent. **Über ein Drittel aller gegen Pollen emp-**

findlichen Menschen reagiert also mehrfach.

Es gibt das ganze Jahr über stets irgendeine windblütige Pflanze, welche Pollen aussendet, auf die man anfällig sein kann. Im Dezember und Januar zum Beispiel die Zeder. Zum Glück für die potentiellen Zedernpollen-Empfindlichen gibt es in Zentraleuropa zu wenig Zedernhaine. Daher kommt es nie zur krankheitsauslösenden Pollendichte. So sind die Monate November, Dezember und Januar in unseren Breiten die freien Monate. In dieser Zeit gibt es kaum einen gefährlichen Pollenflug.

Von Februar aber bis in den Oktober ist immer „irgend etwas" unterwegs. Es gibt, zur Orientierung, sogenannte **Pollenflugkalender**. Im allgemeinen gelten für mitteleuropäische Breiten die Daten, wie sie im Diagramm auf Seite 103 angegeben sind. Allerdings können sich, je nach den klimatischen Verhältnissen eines Jahres, gewisse Verschiebungen ergeben.

Der Pollenflugkalender soll einen groben Anhaltspunkt über die in Mitteleuropa üblichen Pollenflugzeiten geben. Genaue Tagesinformationen erhält der Erkrankte über den Rundfunk oder über den Pollenwarndienst des Telefonnetzes.

Die bedeutendste Rolle spielen die Pflanzen aus der Familie der *Süßgräser,* auch „echte Gräser" genannt. Süßgräser oder „echte Gräser" sind Begriffe aus der Landwirtschaft. Grasarten, die auf kultivierten Wiesen und Weiden gedeihen, nennt der Bauer Süßgräser. Sie sind als Nahrungsmittel für Mensch oder Haustier verwertbar. Gräser, die auf sumpfi-

Pollenflugkalender

	Feb.	März	April	Mai	Juni	Juli	Aug.	Sept.
Erle	●	●						
Haselnuß	●	●	●					
Pappel			●	●				
Weide			●	●				
Ulme			●	●				
Ruchgras				●	●	●	○	
Birke			○	●				
Buche			○	●				
Esche			○	●				
Löwenzahn				●				
Roggen				●	●			
Robinie oder „Falsche Akazie"				●	●			
Wiesenrispengras				●	●	○	○	
Knäuelgras				●	●		○	
Gelber Wiesen- od. Goldhafer				●	●		○	○
Wiesenfuchsschwanz				●	●	●		
Schwingel				●	●	●	○	○
Spitzwegerich				●	●	●	●	○
Eiche				○	●			
Lolch				○	●	●	○	
Lieschgras				○	●	●	○	○
Gerste					●			
Weizen					●			
Falscher Jasmin					●			
Holunder					●	●		
Glatthafer					●	●		
Honiggras					●	●	○	
Straußgras					●	●	○	
Linde					●	●	○	
Kammgras					●	●	○	○
Hafer					○	●		
Mais						●	○	
Beifuß						○	●	
Goldrute							●	●

● = Hauptblüte   ○ = Vor- und Nachblüte

Der Pollenflugkalender soll einen groben Anhaltspunkt über die in Mitteleuropa üblichen Pollen-flugzeiten geben. Genaue Tagesinformationen erhält der Erkrankte über den Rundfunk oder über den Pollenwarndienst des Telefonnetzes.

gem Boden gedeihen, nennt er dagegen Sauergräser. Dazu gehören die Riedgräser, welche für die tierische Ernährung wertlos sind. Im Unterschied zu den Süßgräsern treten die *Sauergräser* als Pollenallergie-Verursacher kaum in Erscheinung – die großen Sümpfe in Mitteleuropa sind bereits trockengelegt. Außer den Körnern Roggen, Weizen, Gerste, Mais und Hafer mit seinen Unterarten Glatthafer und Goldhafer (eine Wiesenpflanze, welche feinstes Heu gibt) findet man auf dem Pollenflugkalender noch weitere zehn Süßgrasergattungen, von denen jede eine mehr oder minder große Anzahl von Arten besitzt. Sie alle sind weit verbreitet, zum Teil aber wenig bekannt. Deshalb sollen sie, in der jahreszeitlichen Reihenfolge des Pollenflugkalenders, kurz vorgestellt werden:

◆ Das **Ruchgras** *(Anthoxantum)* ist in 20 Arten verbreitet. Die bekannteste einheimische Art ist das gemeine oder wohlriechende Ruchgras *(Anthoxanthum odoratum)*. Es kommt in Waldlichtungen, auf Wiesen und Weiden vor. Wenn es nach dem Mähen der Wiesen verwelkt, gibt es den Geruchsstoff *Cumarin* ab. Dieser vermittelt den typischen Heugeruch. Wenn auch das Cumarin selbst den Heuschnupfen nicht verursacht – spätestens, wenn er es riecht, weiß der Anfällige, daß die Heuschnupfensaison eröffnet ist. Spätestens jetzt gibt's die ersten Pollen von windblütigen Süßgräsern. Das ist ab April, wenn das Ruchgras den Reigen im Pollenjahr eröffnet.

◆ Das **Wiesenrispengras** *(Poa pratensis)* gehört zu den rund 300 Poa-Arten. Rispengräser haben kleine, zu einer Rispe locker verteilte Ährchen, wie man es vom Hafer kennt. Beim Wiesenrispengras sind diese Ährchen grün bis dunkelviolett. Da es eine dichte Grasnarbe bildet, ist es als Rasenpflanze sehr beliebt. Darüber hinaus aber ist es auch eine der besten Futterpflanzen.

◆ Das **Knäuelgras** *(Dactylis)* gibt es in sechs Arten. Zwei davon kommen in Mitteleuropa vor. Das häufigere und daher für Pollenerkrankungen verantwortlichere ist das Wiesenknäuelgras *(Dactylis glomerata)*. Es ist ein ausdauerndes Wiesengras. Seine Ährchenmassen sind knäuelartig geformt. Auffallend seine Blütezeit: Im Mai und Juni ist in mitteleuropäischen Breiten die Hauptblüte, dann ist ein Monat Pause, und im August gibt es eine zweite Blüte, die Nachblüte.

◆ Der **Wiesenfuchsschwanz** *(Alopecurus pratensis)*, auch Kornschmiele genannt, zählt zu den Ährenrispengräsern. Die Blütenstände erscheinen wie Ähren. Biegt man sie aber genügend ab, dann sieht man, daß sie eigentlich Rispen sind, denn sie tragen die Ährchen auf verästelten Stielen. Er gilt als gutes Wiesengras von mittlerem Nährwert für das weidende Vieh. Der Name Fuchsschwanz kommt vom zottigen Aussehen der Hüllspelzen.

◆ Der **Schwingel** *(Festuca)* ist ein Rispengras mit einem Blütenstand wie beim Hafer. Weltweit gibt es 200 Arten, bei uns kommen etwa 20 vor. Es gibt ihn in mannigfachen Formen, als Riesenschwingel, als Rohrschwingel, als Rotschwingel oder als Schafschwingel, eine Gartenzierpflanze. Der größte Pollenlieferant von ihnen ist der Wiesenschwingel *(Festuca elatior)*, der als wichtiges Futtergras gilt.

◆ Der **Lolch** *(Lolium)* zählt zu den Ährengräsern: Gräser, bei denen die Ährchen eine zusammengesetzte Ähre bilden – wie beim Roggen. Andere Namen für den Lolch sind Raigras oder Weidelgras. Verbreitet ist das „Englische" Raigras *(Lolium perenne)*. Von ihm kommen daher die meisten Pollen. Da es dichte Rasen bildet, verwendet man es gerne zur Anlage von Zierflächen.

◆ Das **Lieschgras** *(Phleum)* wieder gehört zu den Ährenrispengräsern, wie das Ruchgras und der Wiesenfuchsschwanz, welcher letzterem ähnlich sieht. Das Wiesenlischgras *(Phleum praetense)*, auch Timotheegras genannt, gilt als eines der nahrhaftesten Weidegräser. Von den insgesamt 12 Lieschgrasarten kommt es bei uns am häufigsten vor.

◆ Das **Honigras** *(Holcus)* ist ein Rispengras. Es kommt weltweit in 10 verschiedenen Arten vor, zwei davon gibt es auch bei uns. Die häufigere von beiden ist das wollige Honiggras *(Holcus lanatus)*, welches auf Wiesen- und Waldlichtungen in dichtem Wachstum vorkommen kann. Die Rispen des Honiggrases sind rötlich bis violett, manchmal graugrün gefärbt, ähnlich dem Ruchgras. Während der Blütezeit duftet es nach Honig – ist aber trotzdem nicht insekten-, sondern windblütig und damit ein für den Empfindlichen gefährlicher Pollenlieferant.

◆ Das **Straußgras** *(Agrostis)*, ein Rispengras, hat sehr kleine, meist violett scheinende Ährchen, die wie ein Strauß angeordnet sind. Es gibt 200 Arten, von denen bei uns sechs vorkommen. Das Rote und das Weiße Straußgras sind etwa gleich häufig. Auch in den Hochgebirgen gibt es eine Art, das Alpen-Straußgras *(Agrostis alpina)*. Als Rasengras wird das bis zu 1,5 Meter hohe „Fioringras" oder Großes Straußgras *(Agrostis gigantea)* verwendet. Alle diese Arten können Pollenflug verursachen.

◆ Das **Kammgras** *(Cynosurus)* ist ein Ährenrispengras, welches in acht europäischen Arten vorkommt. Man erkennt diese an ihren Ährchen mit den steilen, kammartigen Ähren. Das häufigste ist das Wiesenkammgras *(Cynosurus cristatus)*. Es schließt den Süßgräserpollenflug des Jahres im September ab – zusammen mit dem Goldhafer, dem Schwingel und dem Lieschgras, welche mit ihrer Nachblüte ebensoweit reichen.

Die anderen im Pollenflugkalender vorkommenden Pflanzen sind allgemein gut bekannt. Als alleinige Heuschnupfen- oder Asthmaverursacher kommen sie seltener in Betracht. Wenn allerdings eine der Arten auf engem Gebiet häufiger vorkommt, wie die Pappel in der Lombardei, dann gibt es dort auch gehäufte Heuschnupfen- und Asthmaerkrankungen während der entsprechenden Flugmonate der Pollen jener Art.

Auch einige Heilpflanzen sind dabei: Löwenzahn, Spitzwegerich, Holunder, Linde, Beifuß und Goldrute. Das bedeutet aber nicht, daß jemand, der gegen

Löwenzahnpollen mit Heuschnupfen reagiert, auch gegen Löwenzahntee aus den Wurzeln und dem Kraut oder gegen den Löwenzahnblättersalat allergisch ist. Das eine hat mit dem anderen wenig zu tun. Auch kann jemand, der im Juni gegen die Pollen des Weizens – oder des Roggens – empfindlich ist, durchaus Weizen- oder Roggenbrot essen. Im selben Juni und in jedem anderen Monat, ohne daß es ihm schaden muß.

Unter „Falschem Jasmin" ist der bis drei Meter hohe „Blasse Pfeifenstrauch" *(Philadelphus coronarius)* gemeint. Manche kennen den Namen „Zimtröschen" besser. Er kommt in Mitteleuropa verwildert vor, als Pollenflugableger von Züchtungen. Solche werden vorgenommen, weil der Falsche Jasmin ein schöner Zierstrauch ist; aber auch in Südfrankreich zieht man ihn aus kommerziellen Gründen, um die Blüten zur Herstellung einer preisgünstigen „Orangenblütenessenz" zu verwerten. Dort wird es auch, im Juni, besonders häufig allergische Störungen seinetwegen geben.

Nicht jedermann, der Pollen auf seine Schleimhäute bekommt, reagiert darauf allergisch. 90 Prozent aller Menschen können Jahr für Jahr Milliarden von verschiedensten Pollen in die Augen, in die Nase bekommen oder einatmen, ohne daß sie an Bindehautentzündung, Heuschnupfen oder allergischem Asthma erkranken. Der Rest aber ist empfindlich. Man schätzt, daß es in Mitteleuropa etwa 10–12 Prozent sind, welche irgendwie gegen irgend etwas allergisch reagieren. 5–7 Prozent circa sind gegen Pollen allergisch. Bei ihnen genü-

gen vergleichsweise kleine Mengen vom Pollenstoff, der krankmachend wirkt. Diesen Pollenstoff nennt man das *Antigen,* jenen Fremdkörper, der bei seinem Eindringen in den Organismus die Allergie auslöst.

Es ist ja nicht die ganze Polle, welche die Störung verursacht – dazu sind selbst die kleinsten Pollen viel zu groß. Es sind kleine, aber typische Eiweißmoleküle, welche die Schleimhaut durchdringen und dann auf ein vom Organismus selbst gebildetes Molekül treffen, auf den Antikörper, der ebenfalls ein Eiweißstoff ist. Bei Allergien wie vom Pollentyp ist dieser Antikörper das *Immunglobulin E,* abgekürzt IgE.

Die Auseinandersetzung zwischen den beiden, dem von außen kommenden Antigen und dem von uns selbst dagegen gebildeten Antikörper, kann unterschiedliche Folgen haben:

◆ Das Antigen wird vom Antikörper in klarer Rechnung und ohne großen Aufwand abgedeckt und unschädlich gemacht. Deshalb ist man gegen die Kinderkrankheiten immun, wenn man sie einmal gehabt hat – beim ersten Mal bildet der Organismus gegen das Antigen „Masernvirus" den entsprechenden Antikörper als eine Art Spezialtruppe, und die steht dann Gewehr bei Fuß, auch wenn die Ersterkrankung vorbei ist. Wenn erneut Masernviren herankommen, dann werden sie inhaftiert, bevor sie etwas anstellen können. Der ganze Vorgang geht ohne merkbare Veränderungen vor sich, eine krankhafte Folge der ganzen Reaktion tritt nicht auf.

◆ Es kann aber auch anders sein: Es kommt jedesmal von neuem zu einer Reaktion, wobei das Immunglobulin E der Vermittler ist. Man nimmt heute an, daß der Allergiker auf Grund einer ererbten Veranlagung zu viel aktives Immunglobulin E bildet. Das führt zu überschießenden Auseinandersetzungen mit dem Eindringling, in unserem Fall mit dem bestimmten Pollenmolekül. Es genügen dann schon kleinste Mengen davon: 1 hundertmillionstel Gramm dieses Moleküls, in 1 Milliliter unseres Körpers eingedrungen, bewirkt bereits eine meßbare Fehlreaktion bestimmter Zellen. Auch die Mengen, die einen vollständigen Anfall auslösen können, wurden gemessen: Bei besonders ausgeprägter Empfindlichkeit genügen 2 Pollenkörner. Diese schütten Stoffe aus – *Histamin, Serotonin,* welche die Schleimhäute oder die Haut allergisch reagieren lassen, oder das *SRS-A,* eine fettähnliche Substanz, welche die Bronchien verengt und so zum Asthma führt.

Das also, was den Heuschnupfen oder das Asthma letztlich ins Rollen bringt, entsteht in unserem Körper selbst. Insbesondere in bestimmten seiner Zellen, sogenannten *Mastzellen,* und auch in speziellen weißen Blutkörperchen. Die Pollenmoleküle sind das unschuldig Verdächtigte und das Immunglobulin der übereifrige Beamte, der eine Staatsaktion auslöst, weil er das Pollenmolekül für den großen Feind hält, der es gar nicht ist. Würde der „Beamte" sich nämlich still verhalten, geschähe auch nichts. Keinerlei Schaden entstünde. So aber

kommt es zum sinnlosen Manöver – Heuschnupfen, Asthma, Nesselausschlag usw.

Die **Diagnose** kann durch eine Reihe von Tests bis in das Detail durchgeführt werden. Viel hilft bereits die Erhebung der Vorgeschichte. Man erhebt die jahreszeitliche Abhängigkeit der Störung, schließt bestimmte Pollengruppen ein, scheidet andere aus. Natürlich muß auch an andere Verursacher der allergischen Störung gedacht werden.

Die verdächtigen Stoffe werden dann auf oder in die Haut gebracht. Dafür gibt es eigene Extrakte:

◆ Beim *Scratch-Test* wird die Haut angeritzt und der Testextrakt über der geritzten Stelle aufgetragen.
◆ Beim *Prick-Test* wird der Extrakt aufgetropft und dann die Haut mit einer Nadel oberflächlich durchbohrt – durch den Tropfen.
◆ Beim *Intracutan-Test* wird eine entsprechend schwächere Lösung direkt in die Haut gespritzt.

Nach 15–20 Minuten jeweils kann man das Ergebnis ablesen. Als positiv gilt, wenn eine Quaddel von circa 1 Zentimeter Durchmesser entsteht, die von einer Rötung umgeben ist. Damit man auch Vergleichswerte hat, werden Gegenproben durchgeführt: An eine Stelle der Haut setzt man die „Null-Quaddel" mit 0,9 Prozent steriler Kochsalzlösung. Diese Stelle wird normalerweise nie größer als 1–2 Millimeter. An einer anderen Stelle der Haut setzt man die „Maximal-Quaddel" mit einer Histamin-Lösung 1:10000. Das ergibt (bei jedermann) einen Quaddeldurchmesser von etwa 11/2 Zentimeter.

Diese Hauttests sind besonders bei der Pollenallergie aussagekräftig, schon weil die Zahl der in Frage kommenden Substanzen nicht unbegrenzt ist. Weitere Tests sind der *Augentest,* wobei ein Tropfen der verdächtigen Lösung in das Auge gegeben wird und das Ergebnis nach 10–15 Minuten beurteilt wird. Rötung, Brennen und Schnupfen zeigen den positiven Ausgang an.

Schließlich kann man auch mit Hilfe einer *Blutprobe* im Labor Klarheit erlangen; wobei die Menge des Immunglobulin E gemessen wird und auch, auf was die Antikörper spezifisch empfindlich sind. Teilweise werden zur Auswertung bereits Computer eingesetzt.

Behandlung des pollen-allergischen Asthmas

Es gibt mehrere Ansatzpunkte:

◆ Die **an der Ursache angreifende Therapie.** Die *Ausschaltung der auslösenden Allergene* = sich fernhalten von den schuldigen Pollen. Oder die spezifische *De- oder Hyposensibilisierung* = sich unempfindlich machen gegen die schuldigen Pollen.
◆ Die **symptomatische Therapie.** Hierher gehören die anfallsverhindernden und anfallbehandelnden Medikamente der akademischen Medizin mit ihren verschiedenen Angriffspunkten. Ferner einige natürlich wachsende Pflan-

zen mit unterstützender Wirkung. Wirkmechanismus und Nebenwirkungen sind jeweils gut bekannt.
◆ **Andere Therapieformen.** Akupunktur bzw. der Akupunktur entlehnte Anwendungen, Homöopathie, Reflexmassagen, Wasseranwendungen sowie ähnliche Maßnahmen. Hier ist der Wirkmechanismus nicht so gut bekannt, doch gibt es ebenso zweifelsfreie wie erfreuliche Erfolge. Die Nebenwirkungsgefahr ist gering.

Je nach Schwere der Erkrankung wird man von der ganzen Palette der Möglichkeiten – oder aber von einzelnen Therapieformen – bevorzugten Gebrauch machen. Die Auswahl ist nicht immer leicht und erfordert große Fachkenntnis. Ob etwa Cortison spätschädenverhindernd ist oder spätschädenbereitend – beide Möglichkeiten gibt es –, solche Fragen kann wirklich nur ein Arzt lösen.

Sich fernhalten von den schuldigen Pollen

Wenn man weiß, welche Pollen die asthmatische Reaktion verursachen, dann geht man ihnen bestmöglich aus dem Weg. Das gelingt um so eher, je geringer die Zahl der Pollenarten ist, auf die man krankhaft reagiert. Wenn man gegen Baumpollen allergisch ist, wird man sich bei der Planung eines allfälligen Wohnungswechsels genau über den Baumbestand seiner neuen Umgebung informieren. Es kommt ja auch nicht selten vor, daß Asthmaleidende bewußt den

Ortswechsel suchen. Dabei kann es vorkommen, daß man sich ausgerechnet in der Großstadt am besten fühlt.

Wer einen Garten besitzt, wird dafür sorgen, daß die gefährlichen Pollen nicht vom eigenen Grund und Boden kommen. Der Rasen sollte immer kurz gehalten sein.

Die stärkste Pollenausschüttung erfolgt in den frühen Morgenstunden. Viele Anfällige wachen daher mit anfallsartigen Beschwerden auf, wenn die Fenster über Nacht geöffnet waren. In der für den Zimmerbewohner jeweils gefährlichen Jahreszeit sollten die Fenster daher über Nacht geschlossen bleiben. Frischluft beschafft man sich durch offene Türen innerhalb der Wohnung oder durch luftdurchlässige, aber die Pollen abfilternde Einrichtungen. Es gibt auch spezielle Klimaanlagen. Wenn jemand eine genau bekannte und zugleich kurze Beschwerdeperiode im Jahr hat, dann kann er sich bei der Wahl der Urlaubszeit entsprechend einrichten und den Urlaub an Orten mit geringer Pollenbelastung verbringen.

Die spezifische Desensibilisierung

Desensibilisieren heißt „unempfindlich machen"; *hyposensibilisieren,* der zweite Ausdruck, welcher in diesem Zusammenhang gebraucht wird, heißt „unterempfindlich, weniger empfindlich machen".

Man hat früher versucht, auf unspezifische Weise eine Un- oder Unterempfindlichkeit des allergisch Erkrankten gegen „seine" Pollen (oder gegen andere allergieauslösende Stoffe) zu erreichen *(unspezifische Desensibilisierung);* so mit Fieberstößen durch Pyriferinjektionen, das sind bestimmte, nicht eigens krankmachende Colibakterienstämme, die man in spritzfeste Form brachte. Man gab etwa 10 solcher Injektionen, in Abständen von zwei bis fünf Tagen, unter allmählicher Steigerung der Dosis. Es kam meist tatsächlich zur Linderung der Beschwerden, vor allem während der Fieberschübe. Die Besserung hielt auch einige Zeit an, durchschlagende Erfolge erzielte man jedoch nicht. Auch mit Insulin oder Eigenblut versuchte man die unspezifische Hypo- bzw. Desensibilisierung, mit fallweise guten Erfolgen. Es zeigt jedenfalls, daß man allgemeine Methoden, die widerstandskraftsteigernd oder empfindlichkeitsmindernd wirken, auch bei der Pollenallergie vorteilhaft einsetzen kann.

Ist nun schon die unspezifische Desensibilisierung eine Therapie, die im Ursachenbereich der Erkrankung angreift, so erst recht die *spezifische Desensibilisierung.* Das Prinzip der Methode: Der das Asthma (oder den Heuschnupfen) auslösende Pollenstoff – das Antigen – wird in regelmäßigen Abständen zuerst in kleinen, dann in immer höheren Dosen eingespritzt. Man verabreicht die Injektion üblicherweise an der Oberarm-Außenseite, damit man die Reaktion gut beobachten kann. Das Auftreten einer kleinen Rötung ist normal. Bei Rötungen und Schwellungen von mehr als 2 Zentimeter Durchmesser war die Dosis möglicherweise bereits zu groß, und wenn durch die Injektion ein

Asthma-Anfall ausgelöst wurde, war die Dosis auf jeden Fall zu hoch – über der Verträglichkeitsschwelle. An diese „Verträglichkeitsschwelle" tastet sich der Arzt heran, versucht immer knapp unterhalb von ihr zu bleiben, sie zugleich aber stets nach oben zu versetzen. Er schiebt sie von Injektion zu Injektion behutsam vor sich her, steigert dadurch allmählich die Widerstandskraft seines Patienten gegen dessen gefährliche Pollen, bis ein möglichst hoher Grad von Unempfindlichkeit erreicht ist.

Wenn alles richtig funktioniert, bilden sich im Organismus die Moleküle des *Immunglobulin G* (IgG), welche man auch „blockierend" Antikörper nennt. Diese fangen die Pollenstoffe, wenn sie wieder daherkommen, ab und neutralisieren sie. Dadurch kommen jene mit Immunglobulin E (IgE) gar nicht erst in Kontakt, und der Anfall unterbleibt. Das durch die klug ansteigende Desensibilisierungsbehandlung neugebildete IgG schiebt sich gewissermaßen zwischen den Pollenstoff und das IgE – jenen bei Allergie-Kranken so überzählig vorhandenen Wächter.

Eine solche Desensibilisierungsbehandlung, eine „spezifische", kann man freilich erst nach erfolgtem „Antigennachweis" durchführen. Das heißt, die schuldigen Pollen müssen präzise eruiert werden. Wenn nicht zu viele verschiedene Pollen (oder zusätzliche andere Stoffe) an der Allergie beteiligt sind, dann bestehen günstige Erfolgsaussichten. Man spricht von einer bis zu 80prozentigen Chance, wobei einige Umstände eine zusätzliche Rolle spielen. Heilerfolge mit Hilfe der Desensibilisierungsbehandlung sind um so eher zu erwarten,

◆ je kleiner die Anzahl der allergieauslösenden Stoffe (kleines Antigenspektrum),
◆ je kürzer die Krankheitsdauer,
◆ je weniger allergische Erkrankungen in der Familie registriert sind (desto geringer die zu erwartende Erbmasse),
◆ je jünger der Patient ist.

Durch Pollen bedingte Allergien gehören zu den Formen mit den größeren Erfolgsaussichten, da die meisten der in Frage kommenden Pollenstoffe gut bekannt sind und da es ausreichend lange beschwerdefreie Zeiten innerhalb eines Jahres gibt. In diese beschwerdefreie Zeit legt man die Behandlung durch die spezifische Desensibilisierung. Der Abstand zwischen den Injektionen beträgt ein bis zwei Wochen, die Gesamtbehandlung erstreckt sich über zwei bis drei Jahre.

Bei der spezifischen Desensibilisierung werden mögliche Regulationsmechanismen unseres Körpers genützt bzw. kultiviert – **ein Paradebeispiel für eine naturnahe Therapie.**

Die symptomatische Therapie

Während die Desensibilisierung kausal wirkt, die Erkrankung also in deren Ursachenbereich bekämpft, wirken die in diesem Abschnitt genannten Mittel symptomatisch. Sie sollen eines der quälenden Symptome des asthmatischen Zustandes beseitigen. Solche Mittel bewirken keine Ausheilung der Erkrankung, aber sie können das tägliche Leben der Erkrankten sehr erleichtern. Zu den Mitteln, welche die Verkrampfung der Bronchien im Anfall lösen können, zählen in einer besonderen Darreichungsform auch die **Dosier-Aerosole** (Tascheninhalatoren). Sie wirken auf verschiedene Weise zum gleichen Zweck: daß man wieder frei durchatmen kann. Oft genügt nur ein einziger Atemzug aus dem Dosier-Aerosol, um eine Bronchialverkrampfung zu durchbrechen. Bezüglich der schnellen Einsatzmöglichkeit und der Promptheit des Wirkungseintrittes sind sie konkurrenzlos. Bei Erkrankungen wie Asthma, welche immer unerwartet auftreten – einfach plötzlich da sind –, ist das von Wert. Die Nebenwirkungen von Dosier-Aerosolen sind, wenn man sie richtig handhabt, gering und stehen in keinem Verhältnis zu den Vorteilen, die sie bringen: prompte Erleichterung und auch Verhinderung von Spätschäden durch rechtzeitige Lösung des Krampfes. Dem nachteiligen Sauerstoffmangel, der Bildung allzu zähen Schleimes und der Lungenblähung wird vorgebeugt. Die Dosier-Aerosole lösen den Krampf der Bronchien entweder durch Dämpfung des *Nervus vagus* oder durch Reizung des *Nervus sympathicus*. Des weiteren gibt es Dosier-Aerosole mit *Cortison,* welche wieder anders wirken: weniger anfallsverhindernd als die Allergiebereitschaft herabsetzend. Hier nimmt man drei- bis viermal täglich seinen Inhalationsstoß. Welche Art von Aerosol oder welche Kombinations-

möglichkeit im persönlichen Fall richtig ist, entscheidet ausschließlich der Arzt.

Bei den **anderen Darreichungsformen** – Tabletten, Zäpfchen, Injektionslösungen usw. – teilt man ebenfalls sinnvoll ein in Mittel, welche

◆ die Verkrampfung der Bronchien lösen,

◆ antiallergisch wirken,

◆ auswurffördernd wirken.

Zu den *Mitteln gegen die Verkrampfung* gehören dieselben Spezialitäten in Tablettenform, wie sie bei den Dosier-Aerosolen vorhanden sind, insbesondere in jenen, welche den Nervus sympathicus reizen. Sie werden gewöhnlich an Stelle der Aerosole verordnet, gelegentlich, um eine Basiswirkung zu erreichen; welche dann den selteneren Einsatz der Aerosole ermöglicht. Man muß bei solchen Kombinationen über die erlaubten Tageshöchstdosen der einzelnen Mittel Bescheid wissen bzw. sich genau an die Anweisungen des Arztes halten.

Eine besondere Gruppe von *bronchialerweiternden Mitteln* sind die **Theophyllin-Präparate.** Theophyllin ist dem Koffein sehr nahe verwandt. Es zeichnet sich vor allem durch seine krampflösende Wirkung aus, die oft auch vorhanden ist, wenn die Erkrankten auf sympathikusreizende Mittel weniger gut ansprechen. Tabletten auf Theophyllinbasis kombiniert der Arzt mit Aerosolen dann, wenn letztere für sich allein zu schwach sind.

Bei den *antiallergischen Mitteln* ist eine besondere Art die **Cromoglycin-**

säure, welche es in Form ihres Dinatriumsalzes als Pulver in Kapseln gibt. Es verhindert die Freisetzung von Histamin, welches als Letztauslöser von allergischem Asthma oder Heuschnupfen wirkt. Das Pulver aus der Kapsel wird eingeatmet, damit es sich auf die Schleimhäute legen kann. Das macht man vor dem zu erwartenden Anfall, eventuell nach Maßgabe des Pollenwarndienstes. Wenn die Pollen da sind, verbinden sich ihre Antigene zwar mit dem Immunglobin E, die Mastzellen aber geben kein Histamin ab. Auch als Aerosol ist das Mittel im Handel: besonders wirksam bei Kindern mit allergischem Asthma, weniger oft bei Erwachsenen.

Die eigentlichen **Antihistaminika** verhindern die Wirkung des freigesetzten Histamins. Die Antihistaminika sind in ihrem Grundgerüst dem Histamin sehr ähnlich. Darauf beruht der Effekt: Die Stellen, an denen sich das Histamin anlagern könnte, werden durch das Antihistaminikum besetzt.

Antiallergisch wirkt auch das **Cortison,** ein Vertreter des Glucocorticoide, das sind körpereigene Nebennierenrinden-Hormone und Medikamente zugleich. Es gibt mehrere einander sehr verwandte Formen, für die im Sprachgebrauch verallgemeinernd der Name eines von ihnen, nämlich des Cortison, verwendet wird. Obwohl dieses selbst kaum Verwendung findet. Das Cortison wird als „stärkste Waffe der Asthmatherapie" bezeichnet und auch dementsprechend eingesetzt: Wenn man mit den übrigen Mitteln nicht auskommt. Unter

„übrigen Mitteln" sind aber nicht nur die bisher hier aufgezählten Medikamentengruppen der akademischen Medizin zu verstehen, sondern auch Techniken wie Akupunktur, welche letztere oft sehr wohl imstande ist, Cortison zu ersparen. Manchmal freilich geht es nicht, oder es fehlt die Zeit für Methoden, die nur langsam wirken: beim bedrohlichen asthmatischen Daueranfall etwa. Hier kann die Cortisongabe nicht nur lebensrettend sein, sie ist auch beim Abwägen der jeweiligen Spätschäden oft der günstigere Weg – wenn das Nichtdurchbrechen des Anfalles schwerwiegendere Folgen hat als das Medikament; körperliche und psychische Folgen. Das sind Fragen, mit denen sich der Arzt konfrontiert sieht. Wenn es keine andere Wahl geben sollte, dann kann man mit kluger Dosierung auf das wirklich nur Nötigste hinarbeiten, so daß die Nebenwirkungen in Grenzen gehalten werden.

Auswurffördernde Mittel braucht man dann, wenn man Schwierigkeiten hat, das zu zähe Sekret abzuhusten. Das ist beim allergischen Pollenasthma nicht immer der Fall. Häufig aber (besonders, wenn die Jahreszeit dazu paßt, in der die Pollen, gegen welche man empfindlich ist, fliegen) schlägt sich zum Asthma ein Bronchialinfekt. Dann sind auswurffördernde Mittel angebracht. Man kann dann auch auf die Heilpflanzen zurückgreifen, die ab Seite 71 und 86 beschrieben sind.

Heilpflanzen zur Behandlung asthmatischer Zustände

Wenn man grundsätzlich den Stellenwert von Heilpflanzen bei der Behandlung von pollenallergischem Asthma festhält, so geht man auch hier am besten nach den Wirkrichtungen vor und untersucht, ob es da und dort eine Pflanze gibt, welche den modernen, meist synthetisch hergestellten Mitteln der akademischen Medizin in der Wertigkeit der Wirkung entspricht.

Wirkrichtung: Lösung der Verkrampfung der Bronchien

Hier muß festgehalten werden, daß das *Theophyllin* ohnedies aus dem Pflanzenreich kommt und früher aus Teeblättern gewonnen wurde. Heute stellt man es halb- oder vollsynthetisch her. Man konnte das Angebot der Natur sogar verbessern: Das wasserfreie synthetische Theophyllin wird im Darm zu 100 Prozent aufgenommen, so daß man sicher sein kann: was man eingenommen hat, kommt auch zur Wirkung. Bei wasserlöslichem Theophyllin, wie bei einer Teezubereitung, wird die Substanz im Darm ungleichmäßig aufgenommen und ist daher schwer berechenbar. Die synthetische Form ist also vorzuziehen.

Auch für die den Nervus sympathicus reizenden Mittel gibt es einen bekannten pflanzlichen Vertreter. Das ist das *Ephedrin,* welches ursprünglich aus dem Meerträubel, einem in Südeuropa und in der Schweiz vorkommenden Ephedra-Strauch gewonnen wurde. Heu-

te wird auch das Ephedrin synthetisch hergestellt. Es ist in einigen Asthmapräparaten mit enthalten. Allerdings weist es zum Teil stärkere Nebenwirkungen auf als die modernen chemisch-synthetischen sympathikusreizenden Mittel der „neuen (verbesserten) Generation", wie man sagt. Salbutamol, Terbutalin, Fenoterol, Cyrbuterol, Clenbuterol, Reproterol und Hexoprenalin sind ihre Substanzbezeichnungen. Sie sind unter verschiedenen Namen im Handel. Herzklopfen, Herzrhythmusstörungen, Erregungszustände und Störungen beim Wasserlassen kommen beim Ephedrin häufiger vor als bei diesen. Also hat die chemisch-pharmazeutische Entwicklung auch hier das Angebot der Natur vorteilhaft entschärft, unter gleichzeitiger Verbesserung der erwünschten Wirkung.

Die vagusdämpfenden Mittel der freien Natur sind vom Typ Tollkirsche und Stechapfel. *Atropin* und *Papaverin* gibt es in einer Reihe von Asthmaspezialitäten, natürlich exakt dosiert, was bei diesen hochgiftigen Substanzen notwendig ist. Die Stechapfelblätter wurden zu Asthmazigaretten verarbeitet.

Sie sind die Vorläufer der Dosier-Aerosole – in diesem Fall des vagusdämpfenden *Ipratropium.* Diese chemische Substanz gilt als nebenwirkungsarm. Günstiger jedenfalls als die Stechapfelzigaretten, welche das Bronchialsekret stärker austrocknen und auch traumartige Erregungszustände verursachen können.

Nun bleiben aber doch einige Pflanzen, welche man zu Recht unterstützend bei asthmatischen Zuständen einsetzen kann, da sie eine gute Wirkung gegen die Verkrampfung der Bronchien besitzen:

◆ Der echte Thymian *(Thymus vulgaris L.)* und
◆ der Sonnentau *(Drosera rotundifolia L.).*

Sie wurden ab Seite 92 ff bereits ausführlich beschrieben. Ihre Wirksamkeit beruht auf ihrem ätherischen Öl, anders als die bisher beschriebenen Medikamente, welche hauptsächlich über Erregung oder Dämpfung von Nervenzellen angreifen. Dadurch ist es aber auch möglich, Thymian und/oder Sonnentau zusätzlich einzusetzen, ohne eine unliebsame Wirkverstärkung befürchten zu müssen. Außerdem haben beide einen das Bronchialsekret lösenden Effekt. Das ist natürlich sehr erwünscht.

Meist wird man die auf Seite 94 erwähnte Kombination von 3 Teilen Thymian + 1 Teil Sonnentau verwenden, vor allem als Abendtee. Bei leichteren Asthmaanfällen hat er sich auch als alleinige Gabe bewährt und dem Erkrankten eine ruhige Nacht ermöglicht.

Wirkrichtung: antiallergisch

Hier ist das Bischofskraut *(Ammi visnaga Lam.)* zu erwähnen. Besser bekannt ist es unter dem orientalischen Namen Khella. Ein Doldenblütler, den es auch vereinzelt hierzulande gibt, der sonst aber hauptsächlich im Mittelmeerraum wächst. Das Bischofskraut ist deshalb interessant, weil sein Wirkstoff *Khellin* die Basis für die *Cromoglycinsäure* (Sei-

te 111 f) darstellt. Dabei wurde das aus drei Ringen bestehende Khellin-Molekül zuerst vereinfacht und dann in Paarform aneinandergekoppelt. Auf diese Weise konnte man die antiallergische Wirkung deutlich verbessern. Andererseits ging die bronchial-krampflösende Wirkung des Khellins verloren. Im Handel gibt es heute beide, so daß die Situation wie folgt aussieht:

◆ *Khellin* („Keldrin" u. a.) mittlere antiallergische Wirkung; mittlerer, aber anhaltender bronchialkrampflösender Effekt. Gibt es als Kapseln, Dragees oder Zäpfchen, auch Injektionsform. Die Wirkung ist gut, doch gibt es auch Nebenwirkungen bei Überdosierung: Übelkeit, Schwindel, Kollaps. Die Anweisungen des verordnenden Arztes beachten! Das Bischofskraut selbst – die Früchte – verwendet man heute kaum noch – eben wegen dieser Nebenwirkungsgefahr.
◆ *Cromoglycinsäure* („Intal"): Stärkere antiallergische Wirkung. Kein bronchialkrampflösender Effekt. Gibt es als Pulver und als Dosier-Aerosol. Nur geringe Nebenwirkungen.
Wichtig zu wissen ist, daß beide, das Khellin ebenso wie die Cromoglycinsäure, vorbeugend genommen werden im anfallsfreien Intervall. Während des Anfalles nützen sie nichts.
◆ Eine eigentliche Antihistaminwirkung gibt es bei Pflanzen auch. Sie wird durch die *Bioflavonoide,* einer spezifischen Wirkmolekülgruppe, vermittelt. Über die bioflavonoidhaltigen Heilpflanzen ist in einem eigenen Kapitel ab Seite 55 berichtet. Allerdings darf man

sich nicht zuviel erwarten. Es erweisen sich ja auch die synthetisch-chemischen Antihistaminika in vielen Fällen als zu schwach.

Für das Cortison gibt es im Pflanzenreich keine effizienten Pendants.

Wirkrichtung: auswurffördernd

Hier stehen viele Pflanzen durchaus gleichberechtigt den modernen synthetischen Mitteln da, wenn nicht in manchen Belangen sogar überlegen: Schlüsselblume, Pimpinelle, Alant und andere. Mit ihnen beschäftigt sich eingehend die Kapitel Seite 71 ff, 86 ff.

Andere Therapieformen

Die Behandlung des allergischen Asthmas

Die **Akupunktur** kennt eine Reihe von wirksamen Punkten zur Behandlung des allergischen Asthma. Bevorzugte Stellen sind der obere Rücken und das Bein. Einige dieser Stellen kann man auch mit **Akupressur** behandeln. Ebenfalls am Rücken (und am Schultergürtel) befinden sich die Areale für die **Rückenreflexzonenmassage**.

In der nebenstehenden Abbildung sieht man diese schraffiert. Es sind „reflektorische Zonen im Bindegewebe", über welche man Organe positiv beeinflussen kann – in diesem Fall Lunge und Bronchien. Die Massagen sind technisch nicht einfach und sollten dem in Bindegewebsmassage ausgebildeten Praktiker

überlassen bleiben. Bei der Selbstbehandlung empfiehlt sich das Bürsten der Fläche: Von unten nach oben wird ein Öl sanft „zerbürstet" – 2mal täglich je 1–2 Minuten. Sehr gut eignet sich Distelöl, da es auf Grund seines hohen Polyensäuregehaltes von 75 Prozent viel Energie abgeben kann, wenn es mit Sauerstoff in Kontakt kommt. Die Borsten der Bürste haben in erster Linie die Aufgabe, das Öl zu zerteilen und es mit dem Sauerstoff überall in Kontakt zu bringen. Zu festes Büsten bringt keine Vorteile.

Im Bereich des Längsstriches zwischen dem 1. und 12. Brustwirbel (helle Kreise) befinden sich die Akupressur-Punkte. Sie sind durch Pfeile dargestellt.

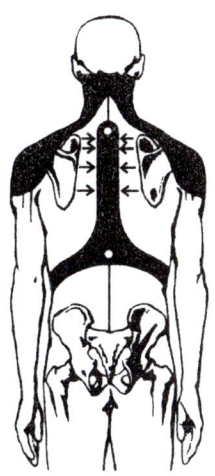

Flächen und Punkte gegen allergisches Asthma: Die schraffierten Flächen entsprechen den Rückenreflexzonen für Lunge und Bronchien. Man kann sie auch mit Öl bürsten. Die Pfeile entsprechen den Akupressurpunkten. Die Pfeilspitze entspricht der Lokalisation. Es sind, von oben nach unten, der 12., 13., 15. und 17. Punkt des Blasenmeridians.

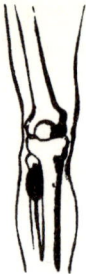

Als ergänzender Punkt mit besonderer Wirkung gegen Verkrampfungen empfiehlt sich der 36. Punkt des Magenmeridians. Stets beidseits massieren, am besten im Sitzen.

Es sind, von oben gerechnet, der 12., 13., 15. und 17. Punkt des Blasenmeridians: bewährte Asthmapunkte der Akupunktur, aber auch gut geeignet für die Akupressur. Die genaue **Lokalisation** der Punkte:

◆ B 12, „Windtor", 3 Zentimeter links und rechts der Mittellinie. Höhe: unterhalb des Dornfortsatzes des 2. Brustwirbels.
◆ B 13, „Zustimmungspunkt der Lunge", 3 Zentimeter links und rechts der Mittellinie. Höhe: unterhalb des Dornfortsatzes des 3. Brustwirbels.
◆ B 15, „Zustimmungspunkt des Herzens", 3 Zentimeter links und rechts der Mittellinie, Höhe: unterhalb des Dornfortsatzes des 5. Brustwirbels.
◆ B 17, „Zwerchfellpunkt", 3 Zentimeter links und rechts der Mittellinie. Höhe: unterhalb des Dornfortsatzes des 7. Brustwirbels. Dieser Punkt findet auch beim Nesselausschlag Anwendung, was seine engen Beziehungen zu Allergien unterstreicht.

Die **Technik**: Mittelfestes Massieren mit der Fingerkuppe, circa 1 Minute lang. Einen Punkt nach dem anderen, von oben nach unten (dem Meridianverlauf entsprechend).

Zu diesen Rückenpunkten empfiehlt sich die Massage des 36. Punktes des Magenmeridians unterhalb des Knies. Eine seiner Hauptwirkungen ist die Lösung allgemeiner Spannungszustände, wie sie etwa vor Prüfungen auftreten können. In ähnlicher Spannung befindet sich der Asthmaleidende in Erwartung eines möglichen Anfalles.

Die genaue Lokalisation des Punktes: M 36, „Drei Entfernungen", am obersten Abschnitt von Schien- und Wadenbein, in einer Mulde. Man kann diese Punkte (am Rücken und unterhalb des Knies) auch kurmäßig einsetzen. Morgens und abends werden alle durchmassiert, wobei man zweckmäßig schon sechs Wochen **vor** dem zu erwartenden Pollenflug beginnt.

Es gibt auch einen aktuellen Asthmapunkt an der Hand. Ihn verwendet man, um momentane Beengung wegzubekommen; weniger, um ihn kurmäßig einzusetzen. Es ist der 16. sogenannte „Handpunkt", ein Punkt, der auf keinem Meridian liegt, der aber dennoch oft erfreulich prompte Wirkung zeigt. Von den Chinesen wurde dieser Punkt erst vor etwa 20 Jahren entdeckt. Die europäische Volksmedizin kennt ihn schon lange. In alten Rezeptbüchern findet man folgende Anweisung: Man solle in den Wald gehen, einen Föhrenzapfen so in die Hand nehmen, daß er auf diesem Punkt liegt, die Faust fest ballen. Solcherart

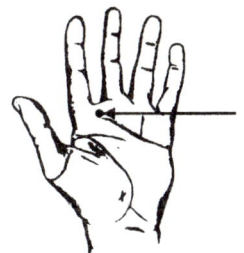

Der „Husten- und Asthmapunkt" befindet sich auf der Hand zwischen den Grundgelenken des 2. und 3. Fingers. Bei Bedarf wird er an beiden Händen fest gedrückt.

durch den Wald wandern. Wenn man nicht gerade gegen Waldluft-Pollen allergisch ist, kann man das nachvollziehen. Ansonsten bei Bedarf (Atembeklemmung) beidseits gut und nicht zu schwach massieren.

Die genaue **Lokalisation**: Hand 16, „Husten- und Asthmapunkt", zwischen Zeigefinger- und Mittelfingergrundgelenk, näher zum Zeigefinger.

Die *Fußreflexzonen* entsprechen dem allgemeinen Areal für Lunge und Bronchien. Lokalisation und Technik der Behandlung siehe Seite 17. Von den *Wasseranwendungen* eignen sich in erster Linie:

◆   die Ganzwaschung (Seite 18),
◆   der Kniekuß (Seite 20),
◆   der Armguß (Seite 20).

Sie wurden bereits ausführlich beschrieben.

Darüber hinaus gibt es eine Reihe von Empfehlungen, die durch neuere wissenschaftliche Forschungsergebnisse in ihrer Wirksamkeit bestätigt wurden: temperaturansteigende Fußbäder, warme oder ansteigende Armbäder. Ansteigende Halbbäder (Sitzbäder) mit anfangs Temperaturansteigungen von 34 auf 38 °Celsius, später von 36 auf 39 °Celsius und auch von 37 auf 40 °Celsius haben eine „tiefgreifende" Wirkung, wie beschrieben wird. Doch sollte man solche Techniken erst im Kurhaus durchexerzieren, bevor man sie als Asthmaleidender zu Hause selbsttätig praktiziert. Dasselbe gilt für die Sauna (Seite 22 ff), die in der kurmäßigen Asthmabehandlung durchaus eingesetzt wird: zuerst unter fachkundiger Anleitung, dann erst selbsttätig durchführen. Eine gut durchgeführte Asthmabehandlung im Kurhaus dauert vier Wochen, mit gewöhnlich drei Wasseranwendungen täglich, an sechs Tagen der Woche, darunter je 1mal wöchentlich ein am Vormittag eingesetzter Saunabesuch von 2mal 10 Minuten.

Auch *atemgymnastische Übungen* gehören in ein Kurprogramm. Man lernt das richtige Atmen fehlerfrei nur unter gekonnter Anleitung. Dem Asthmaanfälligen sollte man raten, erst einige Trainingsstunden zu nehmen und dann auch selbst weiterzuüben. Es gibt zu viele individuelle Unterschiede, auf die eingegangen werden will. Es wird in der Literatur sogar festgehalten, daß es „am Fehlen einer entsprechenden Spezialkraft (für Atemgymnastik) liegt, daß nicht jeder Kneippkurort – abgesehen vom Klima – für Asthmatiker geeignet erscheint" (H. Schlüter). Das betont, wie wichtig Atemübungen und Atemtechnik für den Asthmakranken sind. Nur braucht man für's erste einen fähigen Lehrer, der es einem beibringt.

Die *Homöopathie* kennt eine Reihe von Spezialitäten gegen das pollenallergische Asthma – von *Allium cepa* (Zwiebel) bis *Wyethia helenoides* (eine nordamerikanische Blume). Die richtige Auswahl kann nur ein in der Homöopathie erfahrener Arzt treffen.

Die Behandlung des Heuschnupfens

Von der Ursache her sind das pollenallergische Asthma und der pollenallergische Heuschnupfen ein und dieselbe Erkrankung, die sich, wie man gerne sagt, lediglich auf verschiedenen Etagen abspielen. Es kommt gelegentlich auch zum „Etagenwechsel", das heißt, die Krankheit verlagert ihren Hauptsitz: vom Heuschnupfen zum Asthma meist.

So verwundert es nicht, daß die Grundprinzipien der Behandlung beider Erkrankungen gleich bzw. ähnlich sind. Vor allem die an der Ursache angreifenden Therapien sind dieselben wie beim pollenallergischen Asthma.

◆ Die Ausschaltung der auslösenden Allergie = sich Fernhalten von den schuldigen Pollen (Seite 108).
◆ Die spezifische De- oder Hyposensibilisierung = sich unempfindlich machen gegen die schuldigen Pollen (Seite 109 ff).

Unterschiedlich ist die symptomatische Behandlung, aber auch nicht in allen Belangen. Die antiallergisch wirkenden Mittel der akademischen Medizin sind dieselben:

◆ Die *Cromoglycinsäure* als Verhinderer der Histaminfreisetzung. Nur wird das Pulver bzw. der Spray („Intal") nicht in die Lungen eingeatmet, sondern es werden die Nasenschleimhäute damit bestäubt. Wie beim pollenallergischen Asthma nur zur Vorbeugung von Anfällen – entweder nach Maßgabe des Pollenwarndienstes, der über Telefon oder Rundfunk den zu erwartenden Pollenflug schon vorher ankündigt, oder überhaupt viermal täglich, damit es zum Ausbruch des Heuschnupfens nicht kommen kann, denn nach jedmaligem Bestäuben der Schleimhäute hält die Wirkung einige Stunden an. Das gleiche gilt für das Bischofskraut bzw. seinen Wirkstoff Khellin, aus dem die Cromoglycinsäure entwickelt wurde.

◆ Auch *Antihistaminika* werden beim Heuschnupfen gleichermaßen eingesetzt wie beim allergischen Asthma. Die Gabe von Cortison dagegen ist zu Recht umstritten. Immerhin handelt es sich beim Heuschnupfen nur selten um eine bedrohliche Erkrankung.

◆ Unterschiedlich zum allergischen Asthma sind die *Medikamente,* welche lokale Veränderungen hervorrufen sollen. Was beim Asthma die krampflösenden und sekreterweichenden Mittel sind, sind beim Heuschnupfen die schleimhautabschwellenden. Es gibt sie innerlich als Tabletten bzw. Kapseln und als Nasentropfen bzw. Nasensprays.

Nun kann es schon vorkommen, daß auf dem Höhepunkt eines Heuschnupfens die Nase samt den Augenlidern völlig verschwollen ist. Da ist der Einsatz solcher Mittel angebracht. Ansonsten aber ist – zumindest, was die Daueranwendung anbetrifft – zur Vorsicht zu raten. Schon nach wenigen Tagen der regelmäßigen Anwendung kann es zur gelegentlichen Reaktion kommen, zur besonderen Anschwellung der Schleimhaut. Das nennt man „medikamentösen Schnupfen". Als Alternative zu den gefäßverengenden Tropfen kann man es mit circa 1prozentiger Salzlösung versuchen (1 Gramm Salz in 100 Gramm Wasser). Mehrmals täglich eintropfen (siehe auch Seite 99). Es gibt auch homöopathische Nasentropfen, welche gar nicht so schlecht wirken.

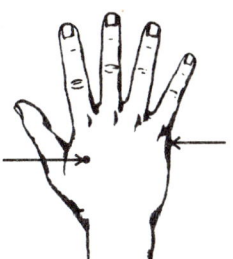

Sowohl für die rinnende Nase – zwischen Daumen und Zeigefinger am Handrücken – als auch für die verstopfte Nase – an der Außenseite des Kleinfingergrundgelenkes – befinden sich gute Akupressurpunkt an den Händen. Bei Bedarf kräftig massieren.

Die **Akupunktur** kennt eine ganze Reihe Punkte und Punktsysteme, welche bei der verstopften oder der rinnenden Nase wirksam sind. Davon lassen sich einige in die Akupressur umsetzen.

An der Hand befinden sich zwei solcher Punkte – der 4. Punkt des Dickdarm-Meridians, welcher gegen Nasenrinnen oft prompt wirkt und der Punkt „Hand Nr. 11", welcher gegen die verstopfte Nase wirkt.

Die genaue **Lokalisation**: Di 4, „Talbegegnung", am Handrücken zwischen Daumen und Zeigefinger. An der Mitte der Daumenseite des Zeigefinger-Mittelhandknochens. Hand 11, „Wirbelsäulenpunkt", an der Außenseite des Kleinfingergrundgelenkes.

Je nachdem, an welcher Störung man leidet, schmerzt der eine oder andere Punkt auch deutlich. Man massiert relativ kräftig, etwa eine Minute lang. Ganz in der Nähe des Punktes Hand Nr.11, nur wenige Millimeter näher zur Handwurzel, befindet sich der 3. Punkt des Dünndarm-Meridians mit dem Namen „Hintere Schlucht". Er wirkt oft beachtlich gegen Juckreiz, wie er bei allergischen Erkrankungen immer wieder auftritt – in der Nase löst er dann das Niesen aus. Gewöhnlich erfaßt man mit einer Akupressur beide Punkte, hat also beide Wirkungen in einem (mit der Nadel, welche viel feiner ist als eine Fingerkuppe, wären es zwei Stiche).

Schließlich befindet sich auch noch der erste Punkt des Dünndarm-Meridians an der Hand (Seite 120) Er wirkt gegen juckende oder brennende Augen. Auch diese Beschwerden sind beim Heuschnupfen fast immer mit dabei. Die genaue **Lokalisation**: Dü 1, „Geringer Teich", am äußeren Nagelfalzwinkel des kleinen Fingers. Nicht zu brutal massieren!

Als besondere **Massage** empfiehlt sich bei Heuschnupfen eine bestimmte Kopfmassage, welche auch gegen die oft den Schnupfen begleitenden Kopfschmerzen gut wirkt.

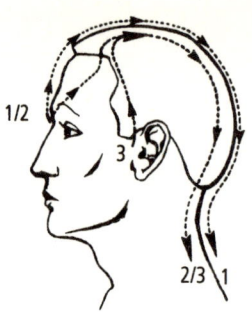

Wichtig ist, daß zügig in der richtigen Reihenfolge massiert wird: zuerst unpaarig in der Mitte, von der Nasenwurzel bis an den Hinterkopf. Als zweiten Strich die paarige Massage (links und rechts, zugleich oder hintereinander), von der Nasenwurzel über den Scheitel bis an den seitlichen Hinterkopf. Und schließlich, ebenfalls paarig, vom oberen vorderen Ohransatz schräg nach vorne oben und dann, in den zweiten Strich mündend, an den seitlichen Hinterkopf. Morgens und abends – mit dem Finger oder mit einer guten festen Bürste. Die Kopfmassage in drei aufeinanderfolgenden Strichen begünstigt die Reinigung des Nasen-Augen-Nebenhöhlen-Raumes. Sie wirkt auch gut gegen Kopfschmerzen. Man muß zügig und kräftig massieren.

Man kann alle erwähnten Punkte bzw. die Kopfmassage auch vorbeugend anwenden. Dann setzt man mit der Behandlung circa sechs Wochen vor der zu erwartenden Pollenflut ein. 2mal täglich akupressieren bzw. massieren.

Ähnlich wie die akademische Medizin setzt auch die Homöopathie zur Behandlung des Heuschnupfens dieselben Mittel ein wie beim allergischen Pollenasthma. Es bedarf aber einer exakten homöopathischen Diagnostik, wie sie nur ein auf diesem Gebiet erfahrener Arzt erstellen kann.

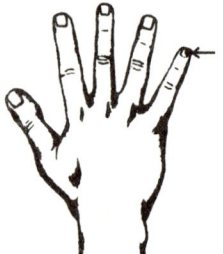

Am äußeren Nagelfalzwinkel des kleinen Fingers befindet sich der Punkt gegen juckende und brennende Augen.